全媒体“健康传播”系列丛书

口腔健康
从“齿”开始

江西科学技术出版社
江西·南昌

图书在版编目（CIP）数据

口腔健康从“齿”开始 / 廖岚，杨健主编 . -- 南昌：江西科学技术出版社，2019.10
ISBN 978-7-5390-6945-6

Ⅰ . ①口… Ⅱ . ①廖… ②杨… Ⅲ . ①口腔—保健—基本知识 Ⅳ . ① R780.1

中国版本图书馆 CIP 数据核字（2019）第 175100 号

国际互联网（Internet）地址： http://www.jxkjcbs.com
选题序号： ZK2019177
图书代码： D19008-101

口腔健康从“齿”开始　　廖岚　杨健　主编
KOUQIANG JIANKANG CONG “CHI” KAISHI

出版发行 / 江西科学技术出版社
社址 / 南昌市蓼洲街 2 号附 1 号
邮编 / 330009
电话 / 0791-86623491
印刷 / 雅昌文化（集团）有限公司
经销 / 各地新华书店
开本 / 889mm × 1194mm　1/32
印张 / 4.75
字数 / 75 千字
版次 / 2019 年 10 月第 1 版　2019 年 10 月第 1 次印刷
书号 / ISBN 978-7-5390-6945-6
定价 / 36.00 元

赣版权登字 -03-2019-257

丛书编委会

编委会主任 丁晓群

编委会副主任 曾传美 王金林 朱烈滨 谢光华 龚建平 李晓琼 万筱明

编委会委员（按姓氏笔画排序）

朱 琏 杨 健 张保华 罗礼生 敖力勋 聂冬平 曾向华 廖 岚 谭友文 操秋阳

本书编写组

主 编

廖 岚	南昌大学附属口腔医院修复科	主任医师
杨 健	南昌大学附属口腔医院牙体牙髓科	主任医师

编 委

陈美华	南昌大学附属口腔医院	高级统计师
王予江	南昌大学附属口腔医院口腔外科	主任医师

严晓兰	南昌大学附属口腔医院	副教授
李志华	南昌大学附属口腔医院口腔正畸科	主任医师
欧晓艳	南昌大学附属口腔医院口腔预防科	主任医师
赵　豫	南昌大学附属口腔医院口腔颌面外科	主任医师
叶　芳	南昌大学附属口腔医院牙周科	主任医师
伍　军	南昌大学附属口腔医院口腔正畸一科	主任医师
连文伟	南昌大学附属口腔医院修复二科	主任医师
吴润发	南昌大学附属口腔医院种植科	副主任医师
陈林林	南昌大学附属口腔医院口腔颌面外科	主任医师
郑治国	南昌大学附属口腔医院牙体牙髓科	副主任医师
宗娟娟	南昌大学附属口腔医院黏膜牙周科	主任医师
胡　楠	南昌大学附属口腔医院特需门诊	主任医师
黄　彦	南昌大学附属口腔医院儿童口腔科	主任医师
葛红珊	南昌大学附属口腔医院口腔正畸二科	主任医师
曾利伟	南昌大学附属口腔医院修复一科	主任医师
熊　伟	南昌大学附属口腔医院口腔预防科	副主任医师
戴　群	南昌大学附属口腔医院综合科	主任医师

编　者

习伟宏　王建鸿　石　慧　卢晓鹏　刘蕴琪　汤小英　杨娟霞

杨　骏　杨　瑛　肖　寅　吴武超　吴倩倩　冷　飞　辛　悦

张显华　张洪斌　林　璐　罗　玉　罗　浩　郑　莹　赵玉宏

钟　恬　段志坚　闻健琼　徐珮琼　郭　俊　唐　镇　黄文青

葛红珊　喻静雯　程　绘　程家龙　童　菲　曾昭源　廖正宇

统　稿

陈尚文　南昌大学附属口腔医院宣传科　　副研究员

序言
PREFACE

春风化雨，征程万里。党的十八大以来，以习近平同志为核心的党中央坚持把人民健康放在优先发展的战略位置，提出“没有全民健康，就没有全面小康”“要做身体健康的民族”，从经济社会发展全局统筹谋划加快实施“健康中国”战略。实施健康中国行动，提升全民健康素质，功在日常，利国利民。2019 年 7 月，国家层面出台了《关于实施健康中国行动的意见》《健康中国行动（2019—2030 年）》，从干预健康影响因素、维护全生命周期健康和防控重大疾病等三方面提出实施 15 项专项行动。

江西省委、省政府历来高度重视人民健康，积极出台实施《“健康江西 2030”规划纲要》，加快推进“健康江西”建设，全省卫生健康领域改革与发展成效显著，医疗卫生服务体系日益健全，人民群众健康水平和健康素养持续提高。我省积极响应健康中国行动号召，加快推进健康江西行动，更加精准对接群众健康需求，全方位全周期保障人民健康，为共绘新时代江西改革发展新画卷筑牢坚实健康基础。

江西省卫生健康委员会与江西省出版集团公司共同打造的“健康江西”全媒体出版项目，包括图书出版和健康教育平台，内容涵盖健康政策解读、健康生活、中医中药、重大疾病防治、医学人文故事、卫生健康文化、医企管理等内容。《全媒体“健康传播”系列丛书》是“健康江西”全媒体出版项目中一套优秀的、创新的健康科普读物，由相关领域的医学专家潜心编写，集科学性、实用性和可读性于一体。同时推出“体验式”及“参与式”模式，实现出版社、专家、读者有效衔接互动，更好地为读者服务。

读书与健康生活相伴，对人民群众全生命周期的健康呵护与“健康江西”全媒体形式的结合，堪称健康理念、健康知识、健康方法、健康养成系统化传播全新的尝试，理应受到广大读者的喜爱，尤其希望从中获取更多有益的信息、健康的妙招、管理的智慧和生命的力量。

江西省卫生健康委党组书记、主任

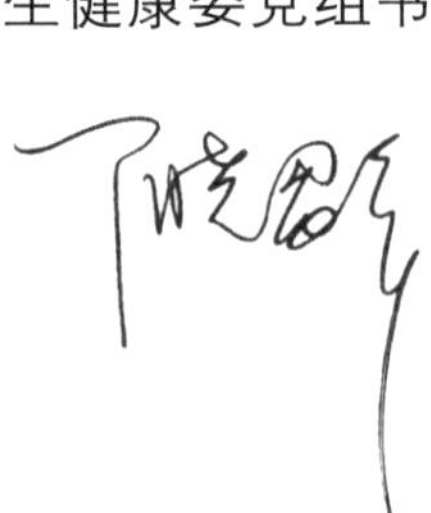

2019年8月20日

前 言
FOREWORDS

中国有句广告词“牙好胃口就好，吃嘛嘛香，身体倍棒！”

德国有句谚语“漂亮的牙齿是最好的首饰”。西方人把牙齿健康当成文明象征，看得比脸和皮肤更重要。

口腔健康不仅影响口腔的咀嚼、发音等生理功能，还与脑卒中、心脏病、糖尿病、消化系统疾病等全身系统疾病密切相关。近年来，随着社会的进步、人们生活水平和健康意识的不断提高，口腔健康作为国民健康生活中重要的一环，越来越受到广泛关注。

1983 年、1995 年、2005 年和 2015 年我国分别开展了四次口腔健康流行病学调查。据国家卫健委第四次全国口腔健康流行病学调查显示，与 2005 年相比，居民口腔健康素养水平逐渐提高，居民口腔健康知识知晓率为60.1%，84.9%的人对口腔保健持积极态度，但每天两次刷牙、使用含氟牙膏等口腔健康行为形成比例仍有较大提升空间。受饮食结构改变及口腔健康行为等因素影响，我国儿童患龋情况呈上升趋势，但仍处于世界较低水平，12岁儿童平均龋齿数为0.86颗、恒牙龋患率为34.5%，儿童家长对口腔卫生服务的利用水平有所提升。老年人口腔健康状况良好，65~74岁老年人存留牙数为22.5颗，中年人牙石和牙龈出血检出水平较高，牙周健康状况有待提高。

2017年，随着《"健康中国2030"规划纲要》《"健康江西2030"规划纲要》相继颁布，减盐、减油、减糖，健康口腔、健康体重、健康骨骼，这"三减三健"理念正在为广大群众所接受。我们要把口腔健康作为健康中国、健康江西建设的重要内容来抓，坚持预防为主、防治结合，坚持政府主导、部门协作，全社会动员"从我做起"，人人关注口腔健康和全身健康。

作为江西省唯一的三级甲等口腔专科医院，南昌大学附属口腔医院建院30多年来，承担了"微笑列车""全国儿童口腔疾病综合干预项目"等项目，充分体现了公立医院的公益性。近年来，在治疗各种口腔疾病的同时，该院将关口前移，大力开展各类口腔健康宣教及义诊活动。

该书就是又一例证。四大章十四小节五十一篇文章涵盖儿童期、青少年期、中老年期等各类口腔健康科普知识，也是该院十多个临床科室几十名医生结合自己多年临床工作经验的力作。这些科普文章向公众传播了口腔健康知识和理念，帮助公众建立口腔健康意识，掌握口腔健康防病治病方法，培养公众养成科学、健康的口腔卫生习惯。

“8020 计划”是世界卫生组织（WHO）于 2001 年正式提出的，即 80 岁的老人至少应有 20 颗功能牙，目的在于通过延长牙齿的寿命来保证健康和提高生命质量。希望本书出版能让您远离口腔疾病，提高生活品质，共享美好人生。

南昌大学口腔医学院名誉院长（中国工程院院士）

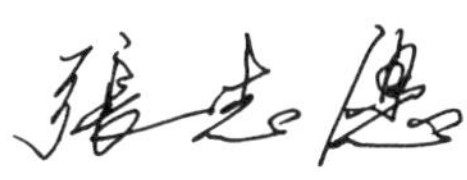

2019 年 7 月

目 录

CONTENTS

1 PART

儿童篇（0~12岁）：注意饮食习惯，预防龋齿发生

婴儿期防蛀牙 / 002

唇腭裂的防治 / 008

带你了解乳牙常识 / 014

窝沟封闭保护六龄牙 / 020

2 PART

青少年篇（13~20岁）：掌握护理方法，及时矫正牙齿

别人家的孩子牙齿怎么这么好看 / 026

你了解牙齿矫正是怎么回事吗 / 034

青少年牙齿保健注意事项 / 048

正颌外科知多少 / 052

3 PART 中青年篇（21~59 岁）：重视口腔健康，远离牙周疾病

牙齿烂了一个洞怎么办 / 062

中青年牙齿保健注意事项 / 075

牙周疾病知多少 / 088

口腔溃疡早知道 / 100

4 PART 老年篇（60 岁以上）：定期口腔检查，关注牙列缺损

定期去口腔医院看医生 / 112

老年人的义齿 / 115

人类的第三副牙齿来了 / 125

PART 1

儿童篇（0~12岁）：注意饮食习惯，预防龋齿发生

002 婴儿期防蛀牙
008 唇腭裂的防治
014 带你了解乳牙常识
020 窝沟封闭保护六龄牙

婴儿期防蛀牙

小小 Baby，牙齿可不是小事

宝宝在 6 个月左右就会萌出第一颗乳牙，2 岁半左右就会陆陆续续长齐乳牙。牙齿的萌出使得宝宝可以进食多种食物，摄取的营养变得丰富，满足宝宝的生长发育需求。宝宝如果牙齿出了问题，会对其身心健康和发育产生不小的影响。

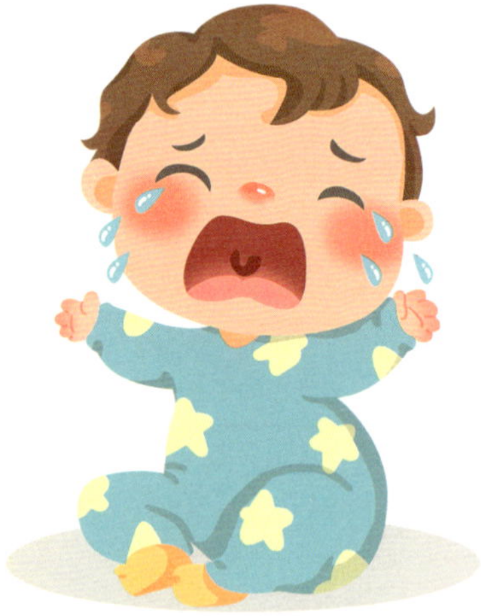

我们牙齿的内部可不像外表那么坚硬，里面包含了给牙齿输送营养的血管和各种疼痛感觉的神经网。当宝宝的牙齿

烂到牙齿内部并影响到牙神经时，会产生疼痛。牙神经的疼痛往往发生在晚上，宝宝因为疼痛而哭闹，常常睡不着觉或者睡着后痛醒。宝宝的睡眠不充足将会影响其脑部发育以及身高的增长。因此，牙齿反复疼痛，会阻碍宝宝的健康发育，应该及时治疗。

有些家长发现小朋友疼过后就不疼了，误以为宝宝的牙齿已经好了，那就太天真了！不久你就会发现，宝宝的牙肉上有小脓包，这是因为炎症已经到达牙根部或者超出牙根部波及黏膜了。炎症超过牙根，就有可能影响到宝宝换牙了哟！因为宝宝即将要换的牙齿就躺在小乳牙的下面，将来萌出的牙齿表面就会长斑或者伴有不同程度的缺损。严重的可能不会换牙，这都是乳牙发炎不治疗的后果。感染波及黏膜的话，宝宝的脸就会肿起来，这个时候简单的控制感染症状的治疗有可能就不管用了，需要同时配合全身抗感染治疗。如果不及时控制住感染，不仅牙齿可能保不住，连身体其他的器官也会受到连累，小毛病拖成大问题，宝宝受罪不说，治疗效果也不会很好呢！

我们知道小门牙不仅能帮助发音，还有美观的作用。如果没有小门牙“站岗”，孩子会感觉到不适应。有的孩子可能会无意识地给这样的小朋友取外号，使宝宝的自尊心以及自信心受到影响。宝宝一般在 2 岁左右开始学习说话，牙齿可以辅助发唇齿音，先天缺牙或者因唇腭裂导致的牙齿缺失，会让宝宝无法正确地发音，这类宝宝通常要进行后期的语音训练。

有很多宝妈不知道，孩子的牙齿烂了是细菌感染引起的。想象一下，当宝贝咀嚼食物并吞入时，进入宝宝胃肠道的不仅是食物还有大量的细菌，这些细菌会使得胃肠道细菌量增加，有可能会影响消化系统的健康。同时，因为牙齿烂了，孩子的咀嚼能力也下降了，咀嚼不完全的食物进入胃内，胃需要花更大的工夫去消化它。长此以往，宝宝营养吸收不佳，宝宝变得瘦小，抵抗力也随之下降，所以宝妈切记，宝宝牙齿无小事。

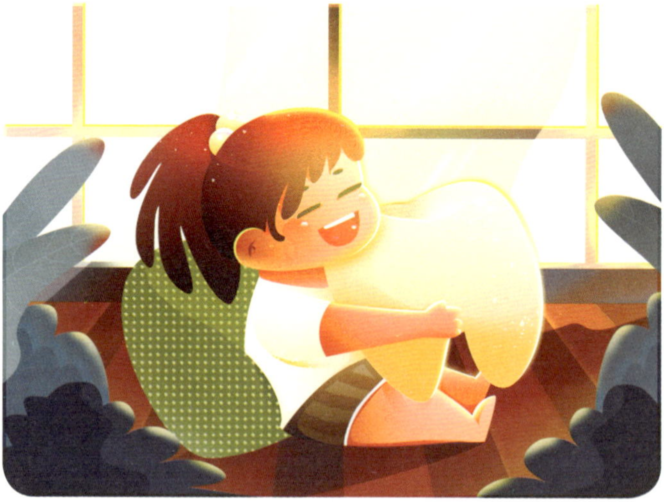

怎样和孩子一起对抗“虫牙”

宝妈总有这样的疑惑，为什么我给宝宝刷了牙，宝宝还烂牙？为什么宝宝的牙齿补了又烂？该怎样消灭宝宝的虫牙？

首先，宝妈要知道虫牙是怎么产生的，知己知彼，才能百战百胜。所谓虫牙，其实就是龋齿，是一种由细菌引起的慢性进行性疾病。现在被广泛接受的龋齿产生的原因有四个，邪恶的细菌、含糖食物、牙齿缺陷以及时间。

细菌 当造成牙齿龋坏的细菌在口腔内的比例增多时，牙齿就有可能烂，通过刷牙可以减少细菌量，降低龋齿的发病率。宝宝不仅要刷牙，还要科学刷牙。比如宝宝的睡眠时间长，睡眠过程中唾液分泌减少。假如睡觉前没有刷牙的话，细菌会大肆破坏牙齿，所以有夜奶习惯的宝宝牙齿很容易烂。再比如，宝宝刷牙使用的牙刷，长期不更换会导致细菌积聚，因此，勤换牙刷也是抵抗坏牙的武器，一般推荐 3 个月左右换一次。一

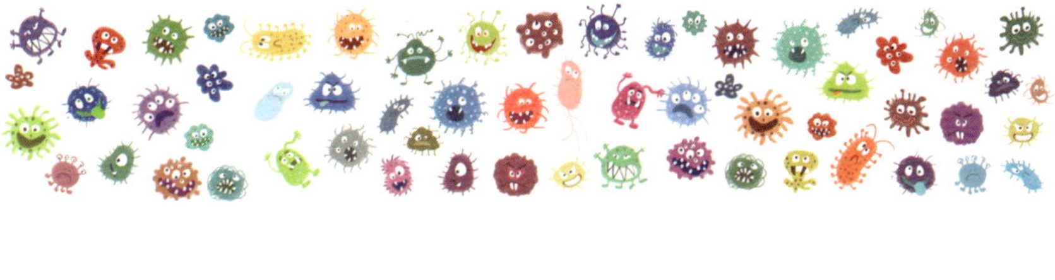

般来说，两个牙之间的间隙比较难清洁，宝妈可以给宝宝用牙线清洁。有些家庭其他成员有烂牙，如果他们跟宝宝共用碗筷，或者共同饮食的话，也会增加坏牙的概率，因此宝妈记得给宝宝准备单独碗筷哟。

含糖食物　糖的种类繁多，虽然糖是人体基本的营养元素，生长发育期的宝宝需要大量糖，但是我们要做到科学地管理含糖食品的摄入。比如，宝宝的零食可以在餐后进行，吃完后清洁口腔，两餐之间不建议增加饮食；均衡饮食，多吃水果蔬菜，进食粗纤维可以增加牙面的摩擦，促进牙面清洁；缩短宝宝吃饭时间，有些宝宝吃饭的时候喜欢看电视，或者分心，又或者喜欢把饭含在嘴里，这些不良习惯增加了食物与牙齿的接触时间，加速了牙齿的破坏。

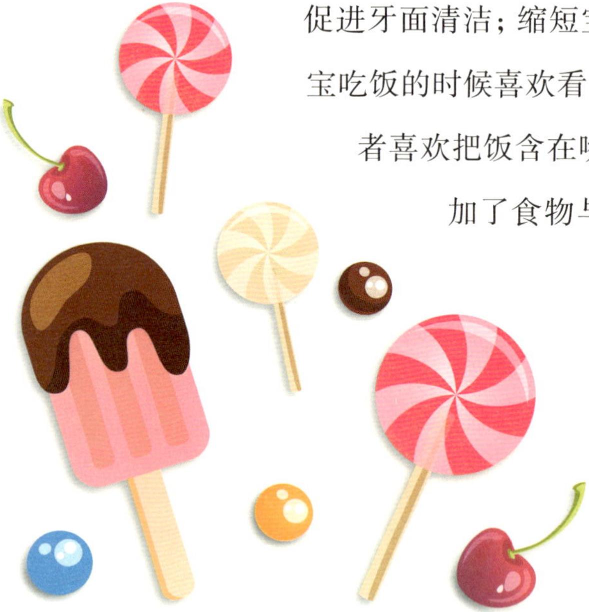

牙齿缺陷　牙齿本身结构上的缺陷也是细菌的攻击目标。刚刚长出来的牙齿还不够坚

固，表面也有许多沟沟壑壑，难以抵抗来自细菌的侵袭，因此建议宝妈及早带孩子来涂氟，加固牙齿，有沟壑的牙齿尽快做窝沟封闭，杜绝变坏的可能。有的时候我们发现孩子的牙齿有很多牙缝，这是在为换牙做准备，但是也容易引起塞牙，导致烂牙，因此要习惯给宝宝用牙线清理哟。

时间　时间是把温柔的刀子，如果你长期忽略它，它就会给你温柔一刀。所以，宝妈们，赶紧行动起来，时间可不等人。

唇腭裂的防治

唇腭裂可以预防吗

唇腭裂是一种常见的先天性疾病，它的发生与很多因素有关，比如遗传、感染、药物、营养缺乏、物理辐射、烟酒等等。这些因素干扰了胚胎发育，特别是在妊娠的前 12 周，导致出现不同程度面突融合障碍。因此，采取预防措施主要是妊娠早期，特别是 12 周前。对于处于妊娠早期的孕妈妈应当特别注意营养成分的合理搭配，及时补充维生素、矿物质等营养物质，避免病毒感染，避免接触放射线及辐射，禁用致畸药物，戒烟戒酒。此外，保持良好的情绪与心情也是有益的。

当然，处于备孕期的女性，做好孕前准备也特别重要。孕前应当改正不良生活习惯，加强体育锻炼，保证营养均衡，保持良好的身体素质，及时处理、控制急慢性疾病等。备孕的女性应当清楚，孕前才是最好的预防时机，也只有孕前才有体力、精力去改正不良习惯、锻炼身体、处理相关疾病。

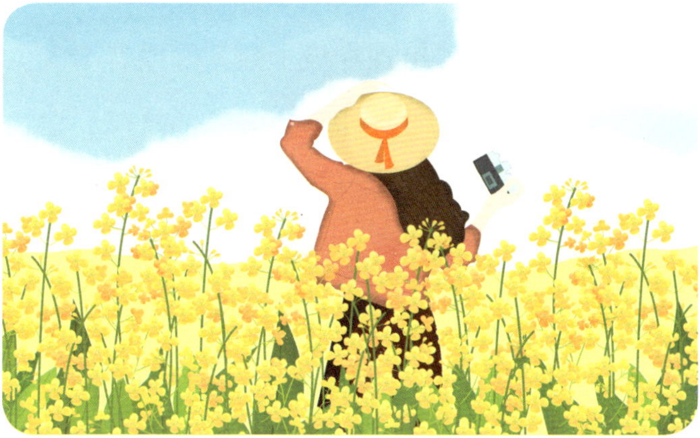

唇腭裂宝宝会有智力问题吗

家长们对于唇腭裂患儿的智力问题也十分关心，到底两者之间有没有关系呢？可以说，单纯唇腭裂与智力之间是不存在关联的。单纯的唇腭裂是一种常见的颅面裂畸形，主要表现为唇裂、腭裂，可伴发牙槽突裂。单纯唇腭裂患儿的智力与正常人无差异，可以正常学习、生活、工作。

但是，与某些综合征有关的唇腭裂可能出现智力问题，比如唐氏综合征，即 21 三体综合征，可伴发面裂畸形，此类患者伴有轻到中度的智力障碍。60%~80% 的 13 号染色体三体综合征患者伴发唇腭裂，此类患儿生长迟缓，并有严重的认知障碍。目前，有超过 400 种已确定的综合征与面裂相关，其中许多综合征都十分罕见，仅出现在极少数家庭或者个人。幸运的是，综合征型唇腭裂伴发有身体其他方面的畸形、缺损，在孕期可以通过四维彩超排查。所以，家长们也不用太过担心。

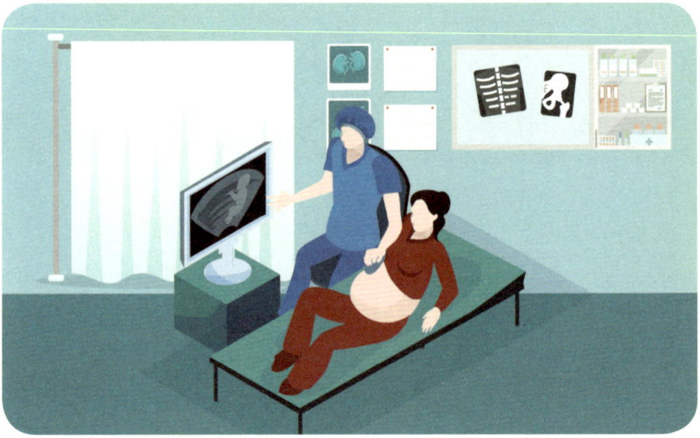

唇腭裂宝宝应当什么时候进行手术治疗

唇腭裂宝宝的治疗应当遵循序列治疗的原则。简单说，就是在特定的时间、年龄做相关的治疗。

唇裂宝宝出生 10 天至 3 个月期间，家长可以根据需要考虑做不做术前正畸治疗。单纯唇裂手术一般在 3~6 个月龄进行。双侧唇裂因为手术更加复杂，一般宜在 6~12 个月进行手术。这样可以在保证功能的情况下，使瘢痕组织减少到最低程度。当然，唇裂手术也是最复杂的整形手术之一，一两次手术往往不能解决所有问题。随着年龄增长以及宝宝的生长发育，一些畸形又会显现出来，比如鼻子塌、红唇上突、红唇凹陷等等。较为明显的鼻唇畸形可以考虑在上学之前，5~6 岁时接受第二次手术，改善外形，减小对患儿心理的影响。根据需要，可以在生长发育基本完成后再次手术。手术次数往往跟家属、患者本人的预期及医疗技术水平有关。

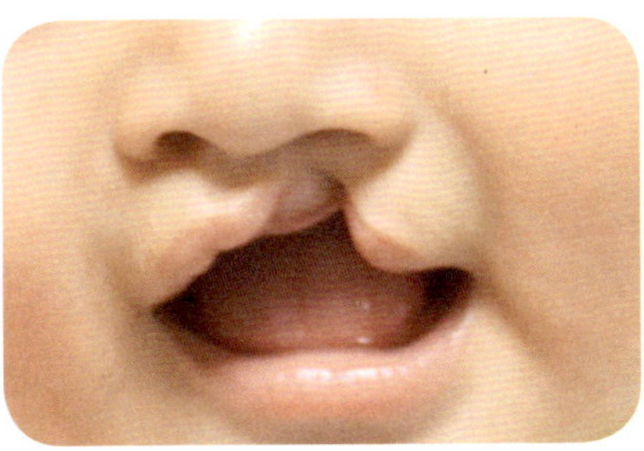

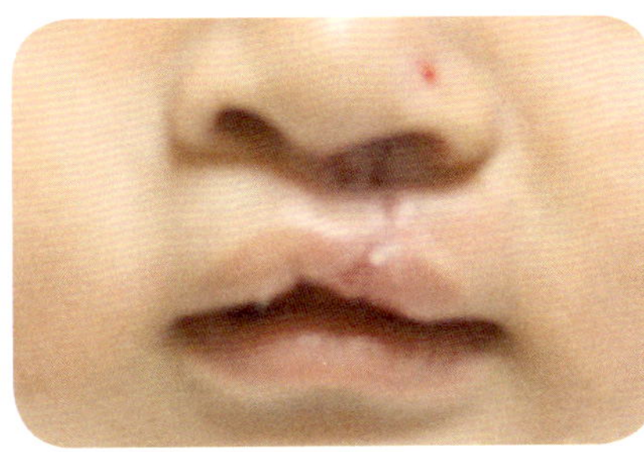

不同的国家、不同的医疗机构开展腭裂手术的年龄略有差异。腭裂手术，比较公认的手术年龄是 1 岁左右，不宜超过 2 岁。

因为在这个时间段手术，术后语音效果好。超过 2 岁后，术后语音效果往往欠佳。对于语音效果不佳的患者，根据语音评估的结果决定是否需要再次手术,再次手术的年龄一般是 3~5 岁。此外，腭裂患者语音训练特别重要。由于我国从事语音评估、训练的专业人员严重不足,开展此类治疗的医疗机构为数不多,加上一些其他客观因素，导致家长需帮助患儿进行长期的、有效的语音训练。

对伴有牙槽突裂的患者，牙槽突裂的手术治疗应根据裂隙侧尖牙（俗称“虎牙”）的萌出情况决定。一般认为，尖牙牙根发育 1/2~2/3 时适宜手术，即在 9~11 岁这个时间段。所以，此类患者到了这个年龄段，家长应当带患儿到医院拍摄口腔 CT，观察尖牙发育情况。

唇腭裂宝宝如何喂养

一旦宝宝出现唇腭裂，爸爸妈妈们还会担心宝宝的喂养问题。唇腭裂宝宝存在吮吸无力、吸入过多空气、牛奶频繁反流鼻腔等问题，不恰当的喂养方式会造成呛奶、喂养不足和发育迟缓等。对于唇裂或者唇裂伴牙槽裂的患儿，可以母乳喂养。腭裂患儿吮吸无力，建议选用唇腭裂专用的奶瓶。

喂养的姿势特别重要，合理的喂养姿势可以减少呛奶及鼻腔反流。唇腭裂患儿喂养时应将患儿适当竖立，大于45°。患儿头颈部应该与肩部形成一条直线，或者可以向胸部稍微弯曲，避免头部后仰。另外需注意的是，应当避免添加奶粉时混入过多的空气，并且避免过量进食，这样有利于减少反流。此外，进食后竖立抱起宝宝30分钟左右，也有利于减少反流。如果出现鼻腔反流，家长应当将宝宝竖立，以便流质食物流到口腔。进食后家长应及时帮助宝宝清理口腔，保持口腔、鼻腔清洁，避免奶垢堆积，影响进食、避免感染。手术后的喂养则应听取医生的意见。

带你了解乳牙常识

乳牙为何如此脆弱

临床上，我们常常会被家长问“为什么我家的小孩牙齿坏起来这么快呢”“我每天都监督他刷牙，为什么牙齿还会变黑变坏呢”等等问题。还有些家长发现，牙齿上的小洞发展成大洞只需要几个月的时间。为什么乳牙会如此脆弱呢？导致乳牙龋坏的原因又是什么呢？接下来，我们将对这些问题进行解答。

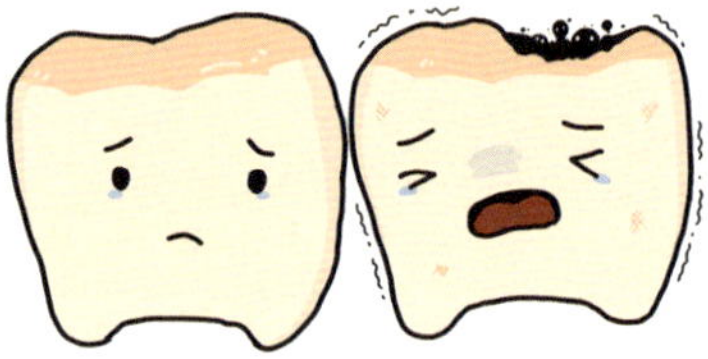

乳牙容易龋坏主要与下列因素有关。

乳牙的牙齿结构　我们的牙冠硬组织分为表层的牙釉质

和内层的牙本质，釉质是牙齿最外面的保护层。与恒牙相比，乳牙釉质、本质的厚度均远远低于恒牙，并且乳牙表层釉质矿化程度相对更低，耐酸能力差，牙体组织在酸的作用下更容易龋坏。已有研究证实乳牙釉质硬度确实比恒牙差，所以乳牙相对恒牙来说更容易坏。乳牙的发育钙化程度与母亲怀孕期间，以及胎儿出生后的营养有直接关系。对于发育、矿化不良的乳牙，成长过程中的患龋率大大增加。因此，乳牙的保健应从怀孕期间做起，均衡营养。

乳牙的生理解剖特点　从乳牙的形态来看，乳牙咬合面的窝沟点隙多而深，随着颌骨生长发育，牙齿之间出现生理性间隙，食物特别容易残留，若不注意清洁干净，特别容易造成细菌滋生，为细菌积聚创造了温床，从而容易发生牙齿龋坏。

儿童的不良饮食习惯　小朋友的饮食多为含糖量高、黏着性强的食品。蛋糕、面包、糖果、饼干等等都是容易使牙齿发生龋坏的食物。一些不良习惯，例如含饭、含奶、夜奶、睡前不刷牙、睡前爱吃零食等，均是导致乳牙龋坏的因素。

另外，儿童的睡眠时间长，口腔内的唾液有清洁牙面的作用，可以促进牙釉质矿化，抵抗外界的腐蚀。然而睡眠时，口腔内的唾液分泌减少，有利于细菌繁殖，若睡前没有将口腔清洁干净，很容易导致龋坏。

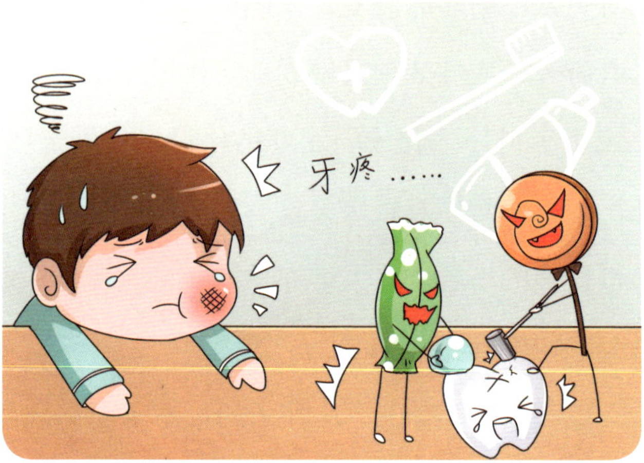

家长口腔保健意识不够 很多家长认为乳牙是要换的，坏了不用处理，等以后换牙就好了。这类家长往往不注重自己孩子的口腔保健，延误了治疗时机，对小孩的刷牙也不重视。要知道小孩口腔状况不佳，家长责任最大。当宝贝开始萌出第一颗乳牙的时候，就应该带他们来看口腔医生了。最好每半年来医院进行口腔检查，早预防，早诊断，早处理。

俗话说，“牙好胃口就好，身体倍儿棒，吃嘛嘛香”，愿我们的小朋友们都能拥有漂亮的大白牙！

小乳牙，大作用

很多家长认为乳牙坏了不需要治疗，长大了自然会换的，殊不知这样的想法非常可怕。乳牙虽小，作用可是很大的，它对儿童的生长发育、身心健康、恒牙的萌出等都起到了重要作用。

儿童的生长发育　儿童正处于生长发育期，每天需要摄入种类繁多的食物，以满足生长发育的需求。健康的乳牙，能发挥良好的咀嚼功能，有助于胃肠道的消化，利于营养吸收。此外，咀嚼能刺激面部的骨骼和肌肉功能，促进其血液、淋巴循环，增强其代谢，促进颌面部正常发育。

身心健康　儿童生长发育期也正是儿童开始发音和学习语言的重要时期，正常的乳牙列有助于他们正确发音。另外，

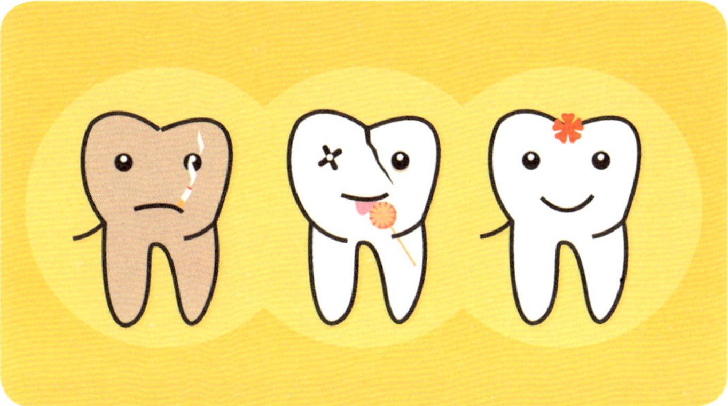

乳牙在儿童颜面部和美观方面的影响也是很大的。一旦没有了牙齿，孩子说话就会漏风，发音不准，甚至会影响美观，被人嘲笑，孩子的自尊心都会遭受打击，在大家面前不敢说笑、影响交流，久而久之就不爱笑了，对他们幼小的心灵造成非常不好的影响。

恒牙萌出的“灯塔” 乳牙是恒牙萌出的向导，每个乳牙牙根的下方都有恒牙胚，乳牙到了替换的年龄，牙根大部分吸收后，继承恒牙就要在乳牙原来的位置萌出。乳牙龋坏严重可造成牙髓炎，甚至根尖周炎，产生的炎症刺激恒牙胚，会影响恒牙胚发育，导致萌出的恒牙发育矿化不好，容易龋坏。加之龋坏的乳牙长期不处理，听之任之，最后往往是要被拔除的。如果乳牙提前或者延迟脱落，相应的恒牙胚往往“另辟蹊径”，从其他位置萌出，导致牙齿歪七扭八。

养成良好的习惯非常重要。家长们应指导小朋友们刷牙，并检查他们刷牙情况，要求他们早晚刷牙，限制零食、饮料、含糖食品的摄入等。至少每半年带孩子看一次牙医。小朋友 3 岁时可以考虑开始给他们定期涂氟，预防龋齿。关注孩子们牙齿的健康真的十分重要。

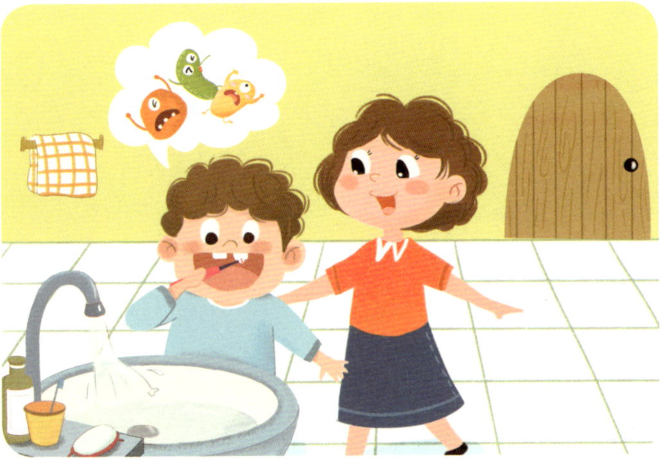

窝沟封闭保护六龄牙

6岁了，请给我们的牙齿穿上保护衣

亲爱的家长，你知道吗？儿童乳牙的萌出时间是6个月至2岁半，等到6岁左右，颌骨最后上下左右再各萌出一颗大牙，

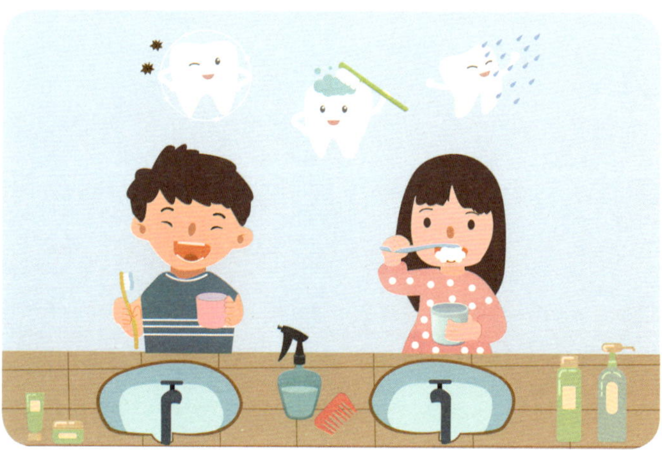

因为是 6 岁左右萌出的，故称之为六龄牙。六龄牙是我们口腔中萌出的第一颗恒磨牙，将伴随我们一生，且承受的咀嚼力最强，所以保护好六龄牙非常重要。

临床上经常会遇到一些家长带着孩子来看牙，会问医生我家孩子最后这颗大牙怎么还没换呢？或者已经龋坏了（俗称长虫牙），还认为会换掉，一直拖着没有及时看医生，直到孩子疼痛难忍时才来就诊。通过上面的介绍，家长们应该已经认识了什么是六龄牙，那么我们应该怎么保护我们的六龄牙呢？简单地来说就是在孩子 6 岁的时候给六龄牙穿上一件新衣服。

大家都知道，我们的牙齿表面并不是很平滑的，而是存在很多沟隙，尤其是后面的大磨牙，表面的窝沟裂隙尤为复杂。在我们刷牙的时候，牙刷的刷毛是很难进入这些沟隙进行清洁，因此这些窝沟裂隙深处很容易残留一些食物残渣，导致细菌大量滋生，从而引发蛀牙。

窝沟封闭便是用一种对人体无任何伤害的高分子树脂材料，把牙齿表面的窝沟裂隙填平，等到树脂材料完全硬固后可以长期保留在沟隙中。这就好比给牙齿穿了一层保护衣，保护牙齿表面的釉质不受细菌及代谢产物侵蚀，从而达到预防龋齿的作用。

需要注意的是，窝沟封闭一定要等到六龄牙完全萌出之后才可以做,并且是在新长出的没有龋齿发生的六龄牙上。所以，等您宝宝长出了六龄牙后就及时带他去正规口腔医疗机构做个窝沟封闭吧!

六龄牙过早缺失危害大

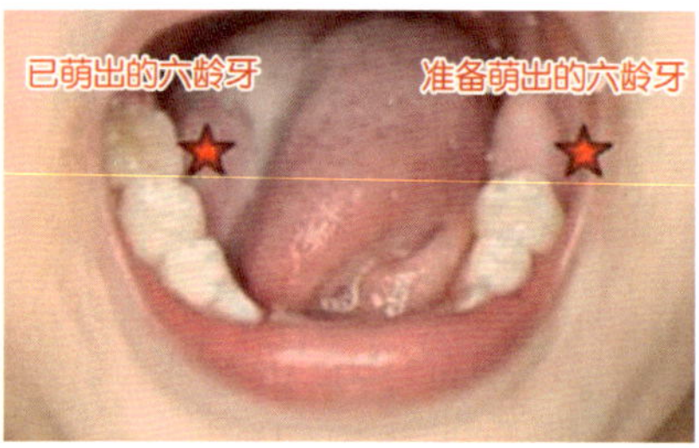

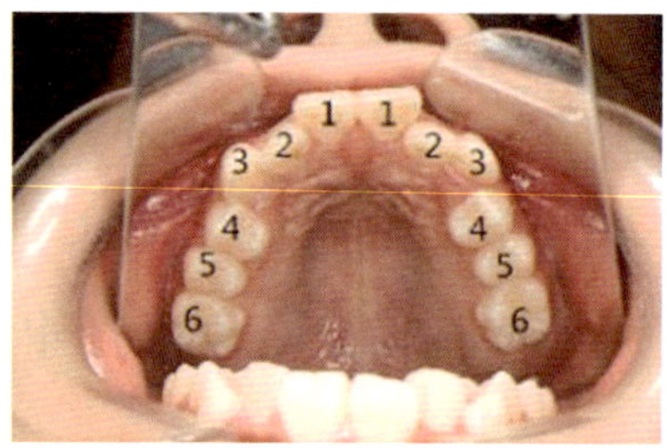

在 6~13 岁时，小孩的口内默默地发生着不小的变化。在这个阶段，恒牙在慢慢地萌出，行使着美观、咀嚼、发音、诱导咬合等功能。六龄牙是恒牙中最早萌出、最早建立咬合、最强壮的牙齿，在萌出后行使着口内大部分的咀嚼功能。六龄牙位于颌骨牙弓的中部，在颌骨牙槽骨内比较稳固，它对整个牙颌发育，保持上下牙齿的正常咬合关系，维护面部形态健美起着重要作用。六龄牙如果缺损或歪斜，对成年后的面容轮廓美有一定的影响。六龄牙在正确的位置长期稳定的存在，是口腔内其他恒牙陆续萌出在正确位置的前提条件。

但是，现实总是残酷的，因为六龄牙的牙冠较大，解剖结构复杂，窝沟点隙明显且较深，食物容易在这里积存，并且六龄牙萌出较早，被口腔内各种细菌侵蚀的可能更大，还有就是在换牙时期，小朋友的口腔保洁意识较差，牙齿就更容易出问题了。

在各种危险因素的影响下，一旦保护不周，我们的六龄牙就容易出问题，万一问题没有及时得到解决，导致六龄牙的缺失，那就会导致一系列的问题。

肠胃受累 牙齿缺失以后，咀嚼功能变差，增加消化系统的负担，还会影响到营养成分的吸收。长期如此，甚至可能引发消化系统疾病。

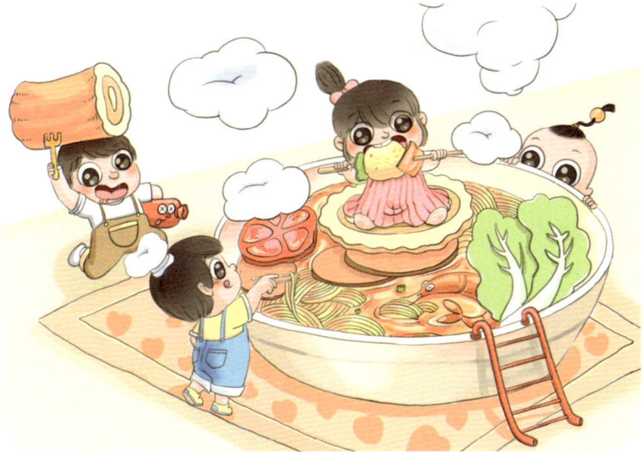

其他牙遭殃　在牙齿缺失后，咀嚼的任务就落到了其他牙齿身上，大大增加余牙的负担。缺牙时间越长、数目越多，对余留牙齿的影响将会越大。

影响美观　六龄牙缺失后，其他牙的萌出失去了参照点，陆续萌出的牙排列会变得错乱，并且长期缺牙以后旁边的牙会倾斜，对面的牙会伸长。更重要的一点，牙齿缺失后颌骨受到的咀嚼刺激更少，发育受限。牙弓会变短，下巴后缩，极其影响美观。

不利于心理健康　牙齿缺失后，小朋友发音说话都受到影响，影响交流，长此以往，不利于小孩的日常交流以及心理健康。

咀嚼功能受限　六龄牙缺失后，小朋友的咀嚼功效明显下降，吃东西非常费力，并且容易嚼不烂食物，也就不愿意吃饭了。

六龄牙缺失后危害众多，我们一定要养成良好的口腔卫生习惯，并且定期造访专业的口腔医生。

PART 2

青少年篇（13~20岁）：掌握护理方法，及时矫正牙齿

026 别人家的孩子牙齿怎么这么好看

034 你了解牙齿矫正是怎么回事吗

048 青少年牙齿保健注意事项

052 正颌外科知多少

别人家的孩子牙齿怎么这么好看

明眸皓齿，颜值担当

屈原在《楚辞·大招》中描述道："朱唇皓齿，嫭以姱之。"形容美人鲜红的双唇，雪白的牙齿，容貌十分美丽。事实上，牙齿的好坏往往牵动着人的整体面容，很多时候，人们笑与不笑展现出的是两张不同的脸。

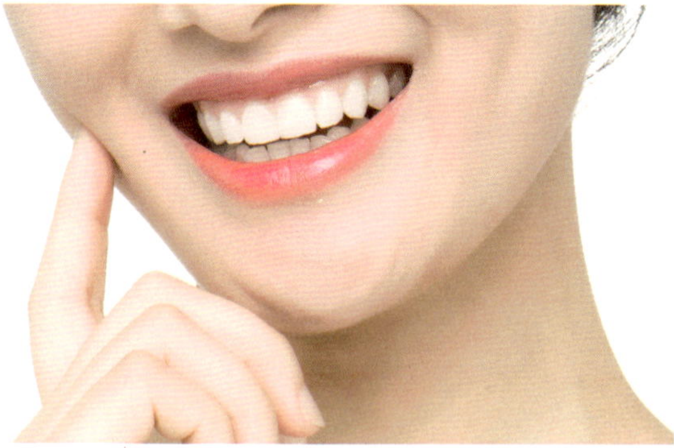

也许你曾羡慕过某位明星唇红齿白，笑容清新靓丽；也曾纠结过是否要去整一下自己的一口烂牙，毕竟在这个颜值当道的年代，拥有一个自信美丽的笑容多么重要。那么，如何才能拥有一副健康漂亮的牙齿呢？

首先，健康与否是判断牙齿好坏的基础。世界卫生组织制定的口腔健康标准为“牙齿清洁，没有龋洞，没有疼痛的感觉，牙龈颜色正常，没有出血”。牙齿清洁不到位，往往会造成牙龈红肿出血，口腔异味，牙齿出现龋洞，甚至疼痛等症状。人们在承受疾病痛苦的同时，糟糕的牙齿也会有碍观瞻，如果出现口腔异味，还会影响到正常的人际交往，给大家带来诸多困扰。

其次，随着人们饮食结构的改变，食物越来越精细，颌骨在其发育的过程中没有得到有效锻炼，导致其宽度不够，牙齿排列拥挤的现象已是非常普遍。同时，在一些不良习惯（比如婴幼儿的吮指习惯，奶瓶喂养不良姿势等等）和某些遗传因素的作用下，各种错颌畸形的发病率也是逐渐上升。牙齿排列不整齐会直接影响到容貌外观，同时由于其凹凸不平的状态非常不利于清洁，各种口腔健康问题也将接踵而至，比如牙龈炎、龋病、颞下颌关节紊乱等等。

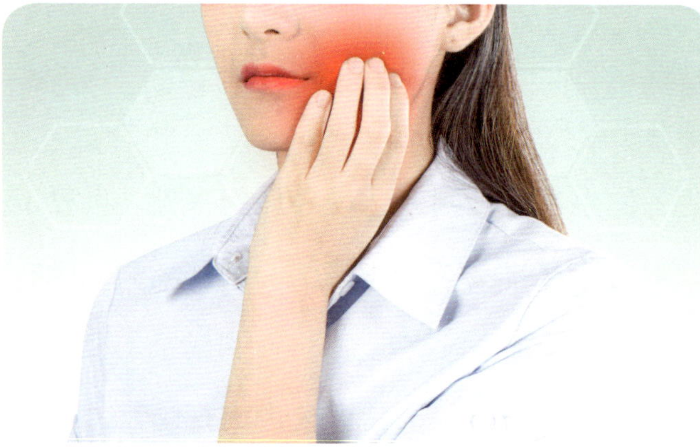

当然，还有一些患者，虽然牙齿健康整齐，却色泽暗黄，影响美观，这就要求助于口腔医学的专业手段，用先进的美白技术，让牙齿变得白亮。

由此看来，想要拥有一副健康漂亮的牙齿，首先就要保证牙齿清洁干净，所以掌握正确的刷牙方法是爱牙护齿的必修课。其次，如果出现了龋病、牙龈炎或者牙周炎等口腔疾病，要及时到正规医院就诊，去除病源，控制疾病发展。当然，牙医们还有很多专业的手段让牙齿变得整齐漂亮，那就需要专业的医生根据个人的情况制订相应的治疗方案了。

你会刷牙吗

在我国，刷牙有一千多年的历史，从刷牙的工具到刷牙的方法都在不断改进，人们每天都在刷牙，但是，追问一句：“你真的会刷牙吗？”你可能就会一头雾水。

刷牙的目的是为了清除口腔中的致病因素——牙菌斑，牙菌斑一般在清除之后的 8 小时后会重新形成，所以我们必须保持每天至少 2 次的清洁，才能保证口腔健康。清除牙菌斑的最佳方式就是刷牙，所以我们需要掌握正确的刷牙方法才能达到清除牙菌斑的目的。

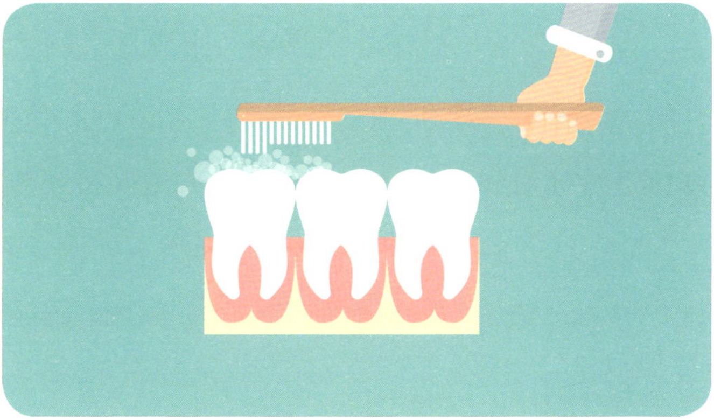

不同人群使用的刷牙方法也是不一样的。目前，中华口腔医学会推荐的刷牙方法是，学龄前儿童使用圆弧刷牙法，小学

生使用竖刷法或圆弧刷牙法，中学生及成年人使用水平颤动拂刷法。

圆弧刷牙法 让孩子咬住牙，牙刷的刷毛放置在上颌最后一颗牙的外侧面，沿顺时针画圆弧，慢慢前行至前牙；刷到前牙时，让孩子下颌前移，轻微咬合，继续画圆弧刷到对侧；刷咬合面，前后来回刷；刷后牙舌侧面采用前后来回刷；刷前牙舌侧面，将刷头竖起刷。

竖刷法 将牙刷头与牙面垂直放置，轻微加压，刷上牙时从上往下刷，刷下牙时从下往上刷；刷咬合面，前后来回刷；刷前牙舌侧面，将刷头竖起刷。

水平颤动拂刷法 以 2~3 颗牙为一组刷牙，刷毛放置在牙齿和牙龈交界处，与牙面呈 45°，指向牙龈方向，轻微加压，使刷毛部分进入牙齿和牙龈之间的勾缝里，做前后短距离水平颤动，每个部位颤动 5~10 次，拂刷 1 次，每次更换刷牙部位时，与前一部位要有所重叠；刷咬合面，前后来回刷；刷前牙舌侧面，将刷头竖起刷。

关于刷牙的注意事项 孩子在上小学之前，需要家长每天帮助孩子刷牙，并且根据孩子的年龄采取抱姿、坐姿或站姿；刷牙要有一定的顺序，避免遗漏牙齿或牙面；刷牙每天至少 2

次，每次至少3分钟；牙刷容易滋生细菌，3个月更换一次；刷牙的力度要适中，如果每天早晚刷牙，3个月内刷毛没有岔开，说明力量是合适的；不可与人共用牙刷，避免交叉感染。

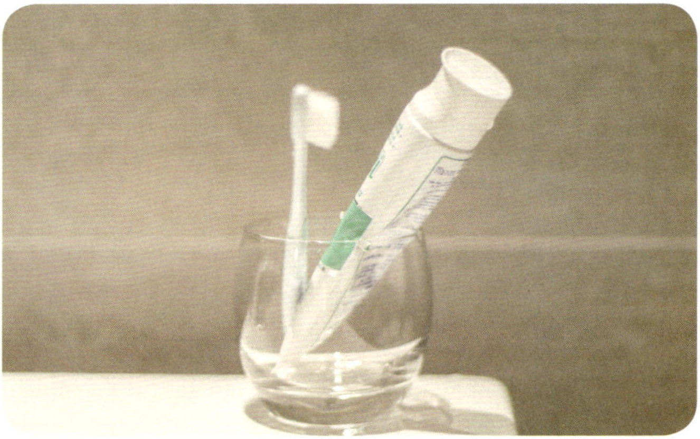

远离“蛀牙”

“蛀牙”在医学上称为龋齿，龋齿的危害颇多，能让你吃不下、睡不着，如果任由它继续发展，甚至能引起全身的慢性疾患，影响身心健康。那么，我们在日常生活中如何预防龋齿呢？做到以下这5点，你就能远离“蛀牙”！

正确的刷牙方法　错误的刷牙方法不仅达不到清洁口腔的效果，甚至会造成牙齿的缺损、敏感等。目前，中华口腔医学会推荐成人使用——水平颤动拂刷法，因为它简单、有效、易掌握。

含氟牙膏好　超市里琳琅满目的牙膏，有美白的、中草药的、抗敏的、消炎的，我们究竟该如何选择？如果比谁的防龋效果最好，那冠军必须颁给“含氟牙膏”。已有大量研究表明，含氟牙膏能有效防龋，但要长期坚持使用才能真正防龋固齿。3 岁以上的孩子就可以使用了，注意每次用量不超过豌豆大小。

使用牙线　尽管刷牙能清除口腔中大部分的食物残渣和牙菌斑，但是牙缝之间还是很难被清洁，这时可以使用牙线解决。在日常生活中，每次进食后都可用牙线进行口腔清洁。

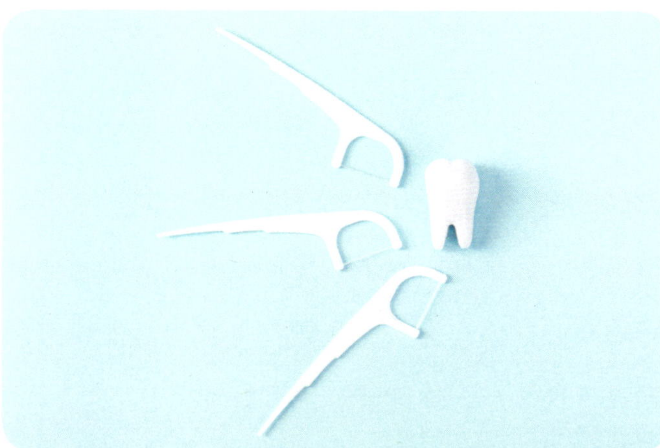

合理饮食　大家都知道“吃糖坏牙”，为什么会这样呢？

因为口腔里的细菌能够利用蔗糖产生酸，酸作用在牙齿上就造成了脱矿龋坏。饮料酸甜可口，是因为其中含有大量的糖和酸，有一种由长期饮用碳酸饮料而导致牙齿表面硬组织缺损的慢性疾病，叫作酸蚀症，它会使牙齿遇冷、热、酸、甜的食物就敏感，所以要少吃含糖食物及饮料，如果实在难抵诱惑，那么就减少进食频率，将其安排在饭前或饭后。

哪些食物是有利牙齿健康的呢？粗糙、含纤维的食物比如玉米、黄瓜、苹果等，它们能增强牙齿的咀嚼功能、自洁功能和抗龋能力。

定期口腔检查　除了以上方法能预防龋病，每 3~6 个月找专业口腔医生进行口腔检查，可以治病于已发、防病于未然。

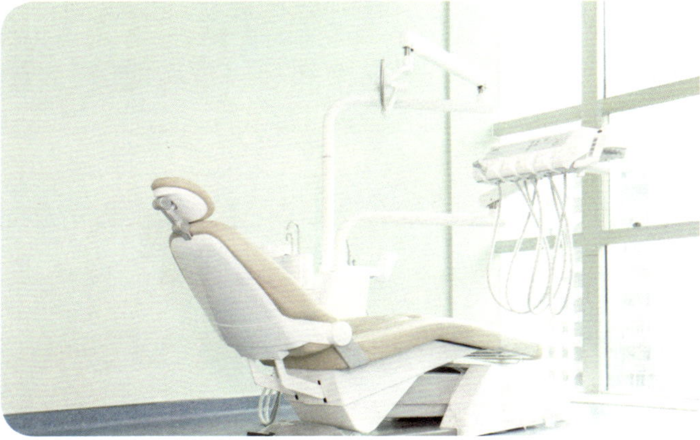

你了解牙齿矫正是怎么回事吗

为什么牙齿会长得难看

随着生活水平的提高，我们对美观的要求也越来越高，不仅仅是大眼睛、高鼻梁，一口整齐漂亮的牙齿也是必不可少的。有些人平常看起来很普通，但一笑起来就自信满满；有的人第一眼看上去是大美女，一笑起来却是“车祸现场”，真可谓是一口牙毁掉整张脸。

牙齿不整齐、龅牙、地包天、牙缝大都统称为错殆畸形，据流行病学的调查显示，我国的错殆畸形的发病率已接近70%，这说明大部分人都存在着这样那样的牙齿问题。那么，我们的牙齿为什么会长不好呢？这些错殆畸形究竟是如何形成的呢？

首先错殆畸形是随着人类进化而发生发展的，从古人类到现代人，错殆畸形是从无到有的。在人类进化过程中，为了适应环境，咀嚼器官逐渐退化，而且这种退化是不均衡的，颌骨的退化先于牙齿，导致牙量大于骨量，从而出现牙齿拥挤不齐。

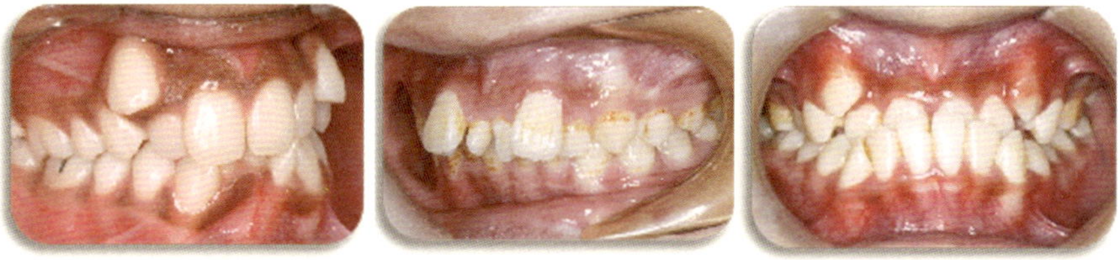

当然，这只是站在人类历史的角度来看错殆畸形的发生，它的形成原因远比这复杂，其病因主要包括遗传、乳牙期及替牙期的局部障碍、功能因素和口腔不良习惯。

和大多数疾病一样，遗传因素是错殆畸形的重要原因之一。如果一个家族内多个人出现“地包天”，那么其子女出现地包天的可能性是较大的。父母下巴后缩的，孩子多半也会下巴后缩。

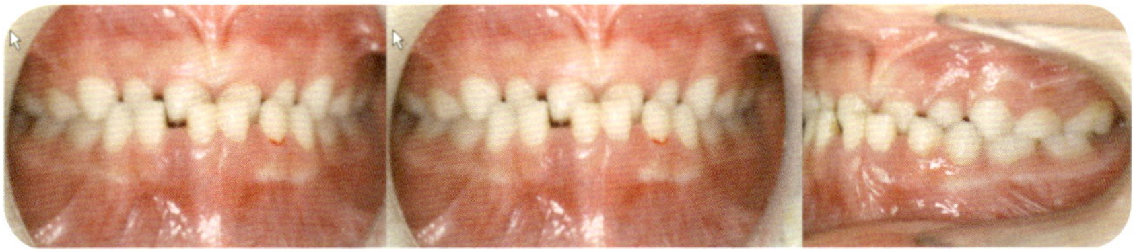

遗传

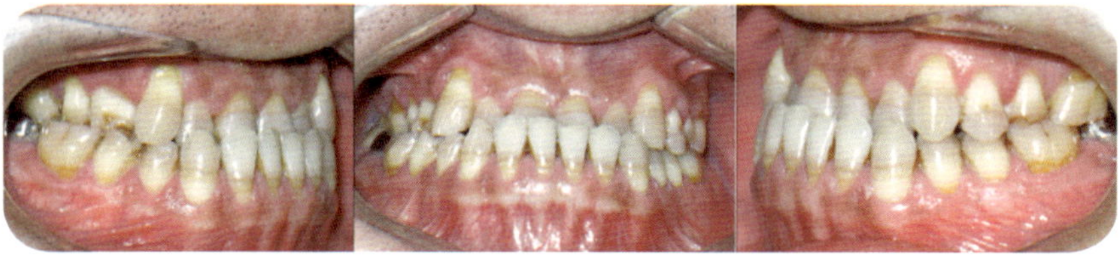

父女俩的前牙区十分相似

牙齿的生长发育过程是受多种因素影响的，当胎儿还在母体时，母亲的健康状况直接影响到胎儿颌面部的生长发育。一些人还会出现多生牙、先天性缺牙、过小牙等发育问题，从而造成错殆畸形的发生。

有很多家长会抱怨说："我家孩子乳牙长得可漂亮了，怎么一换牙就全歪了？"殊不知，这是由于没有爱护好牙齿造成的。有人认为乳牙反正会换的，坏了也不用治疗，所以任由乳牙龋坏过早松脱，更有甚者连恒牙也过早缺失了，从而导致恒牙萌出空间不足，咬合错乱。所以爱护牙齿，真的要从娃娃抓起哦！

错殆畸形的另一个重要的成因是口腔功能异常。口腔功能包括咀嚼、吞咽、发音、呼吸功能等，当这些功能出现异常时，颌面部结构也会相应地改变，出现形态的异常。人工喂养婴儿时，奶瓶位置不正、喂养姿势不良等可能会造成婴儿下颌前伸不足或前伸过度，从而影响下颌骨的发育。同时，现在儿童的饮食越来越精细，这种饮食习惯其实是不利于颌面部发育的。还有不可忽视的是呼吸功能异常，慢性鼻炎、腺样体肥大、扁桃体肥大等导致呼吸通道发生堵塞，就会出现口呼吸、下颌前伸习惯，这些长期的不良习惯也是造成错颌畸形的病因之一。

很多家长往往会忽视小孩子的一些不良习惯，吮手指、咬唇、伸舌、口呼吸、偏侧咀嚼、咬物等口腔不良习惯都会影响牙齿的正常萌出及排列，出现开骀、反骀、下颌后缩等，还会影响到面容的美观。

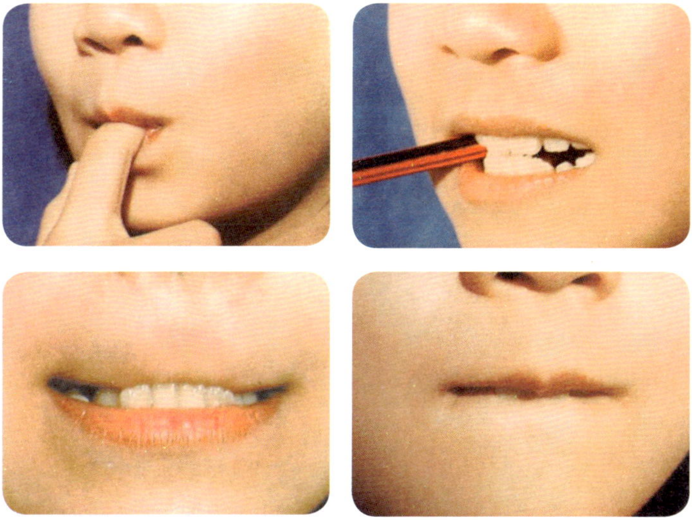

现在，你知道我们的牙齿为什么长不好吗？有些原因比如遗传是我们目前无能为力的，但更多的是我们可以后天干预的，希望通过我们的努力，我们的口腔健康将会变得更好！

错𬌗畸形要通过什么方法矫正

临床工作中，常常会有家长或者患者咨询问："医生，请问我小孩的牙齿要怎样矫正？"又或是，"医生，听说牙套分很多种，请问我用什么牙套合适呢？"

其实从正畸矫治器的发展历程来看，我们的矫治器从最初的活动矫治器，到固定矫治器，再到无托槽隐形矫治器，这其中又包括了功能矫治器、舌侧矫治器等不同的矫治技术。从矫治最简单的错𬌗畸形（例如个别牙齿不齐）到矫治各种复杂的错𬌗畸形（例如严重牙列拥挤、前突、地包天、开𬌗、深覆𬌗、埋伏牙等）。不同的矫治器，其适应证是有所区别的。而且不同的矫治器，其矫治效能、临床戴用及调整方法、材料等亦存在较大的差别。一般而言，正畸专科医生会根据患者的年龄、错𬌗畸形严重程度、患者的要求、配合程度、经济承受能力等，为患者推荐最合适的矫治方法及矫治器。

对于乳牙反颌（地包天），患者处于4~5岁的年龄段，如果患儿存在咬唇、前伸下颌等不良习惯的，可以考虑接受早期矫治，常用的矫治器主要为活动式的颌垫式矫治器。

孩子处于替牙阶段（通常为 6~12 岁左右），患者存在明显的咬唇、吐舌、前伸下颌、吮指等不良习惯，存在面型异常，牙齿严重拥挤，地包天或者牙齿前突存在外伤风险的，应该经过详细地检查诊断后，确定孩子错殆畸形的类型（牙性、骨性、功能性等），才能明确治疗方案，常用的矫治器主要包括功能矫治器（包括活动功能矫治器与固定功能矫治器）、简单固定矫治器治疗等。

对于恒牙期的青少年儿童（12~18 岁左右），孩子的牙齿已经替换完成，骨骼基本定型，多数常见的错殆畸形在这一阶段都能得到很好的治疗。常用的矫治方法包括固定正畸治疗、无托槽隐形矫治等，部分仍然存在生长潜力的患者甚至可以接受一段时间的功能矫形治疗后，再进行后续治疗，以更好地改善面型、减轻后续正畸治疗的难度。

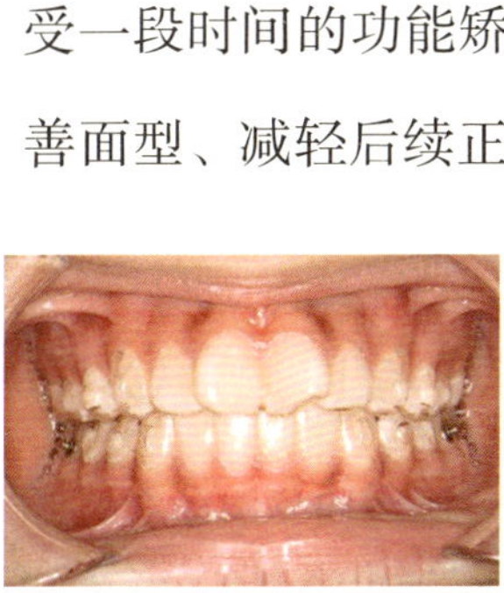
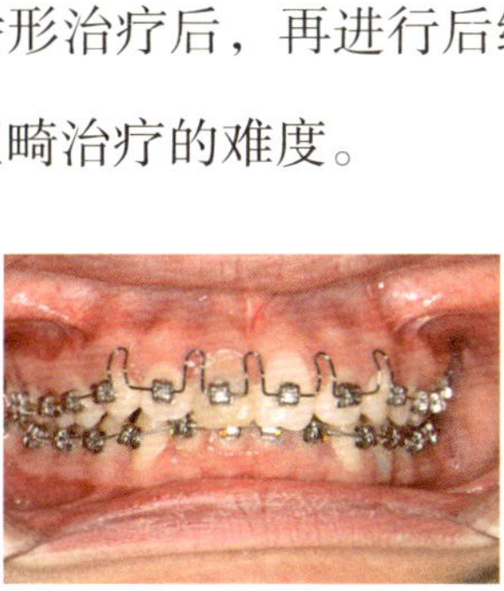
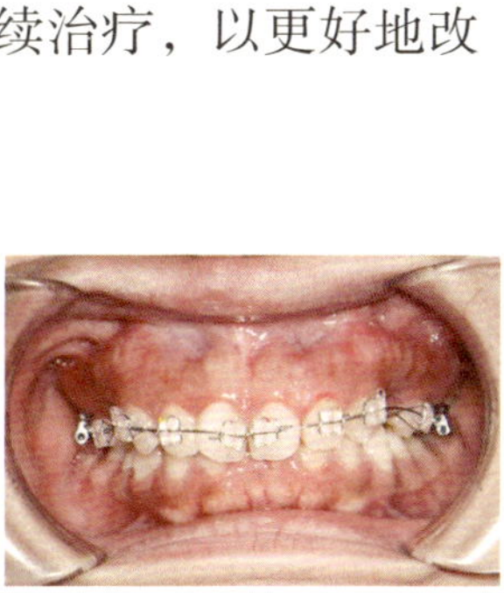

对于成人患者，只要患者的牙体、牙周条件健康，无严重的系统性疾病，无明显颞下颌关节紊乱疾病，都可以接受正畸治疗。除了传统的固定正畸治疗方法矫治错𬌗畸形外，出于美观等考虑，越来越多的成年患者会选择无托槽隐形矫治技术或舌侧矫治技术矫治牙齿。但对于部分患者，如果存在十分严重的骨骼畸形，单纯的正畸治疗难以解决全部的问题，勉强进行正畸治疗可能会导致牙体、牙周组织出现一系列的问题，面型也难以获得大的改善。此时，往往就需要配合外科手术辅助正畸治疗了，当然治疗的费用及手术可能存在的风险也是患者和医生需要仔细考虑的问题。

让美丽延续——口腔正畸治疗后的保持

经过两年漫长的牙齿矫正，终于可以拆除牙套了，但是还没欣赏够整齐的牙齿，医生又拿来了保持器，患者心情瞬间就不美好了。牙齿矫正不是都结束了吗？为什么还要戴保持器呢？真的有必要戴保持器吗？

答案是肯定的。当牙齿矫正结束时，牙齿对治疗前的位置还有记忆性，因此有移动回到原先位置上的趋势，口腔医生称之为复发。而戴保持器能很好地帮助牙齿稳定在矫正后的位置上，将复发的可能性降到最低。保持器是决定牙齿矫正效果是否得以延续的关键步骤。当矫治器拆除后，如果没有及时佩戴保持器或者不认真佩戴保持器，很容易出现反弹迹象，甚至有可能需要重新治疗一遍，前面的努力也都付之东流。

因患者治疗前错𬌗严重程度不尽相同，故保持器戴用时间也因人而异。一般情况下保持器需要戴两年时间，第一年全天佩戴，然后逐渐过渡到晚上佩戴。部分特殊患者，如成年正畸患者或极易复发的畸形（如严重扭转牙齿、牙间隙）需终身佩戴保持器。

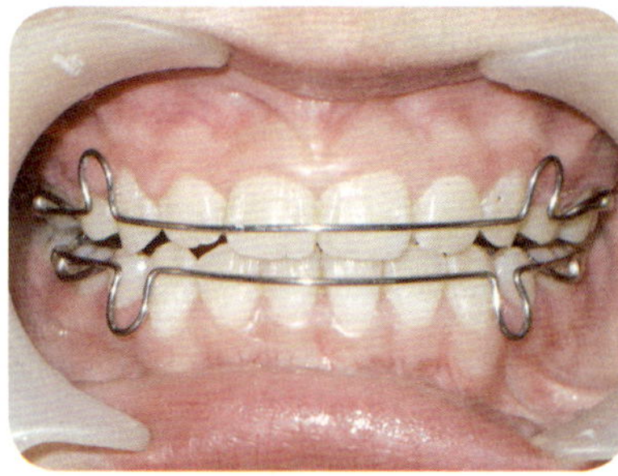

Hawley 保持器　其由唇弓和舌侧基托联合组成，可以自行摘戴，比较结实，患者上下牙齿可以正常咬合，但由于唇弓的存在所以欠美观。

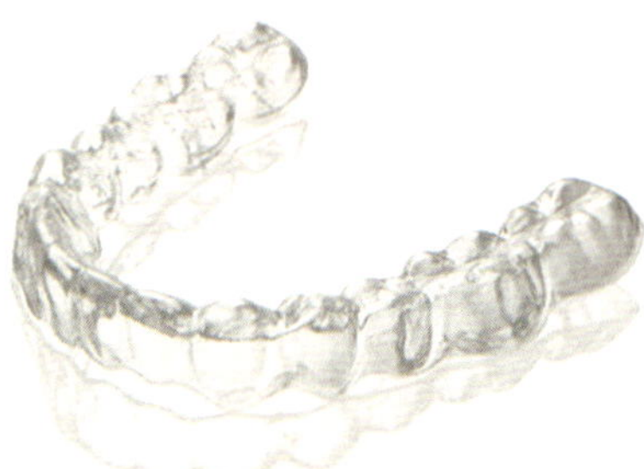

透明保持器　这是一种由透明塑料膜片热压而成的保持器，可以自行摘戴，比较美观、舒适，患者异物感轻，上下颌牙齿因𬌗面与牙尖均被包

绕而无接触，如摘戴不当易断裂。

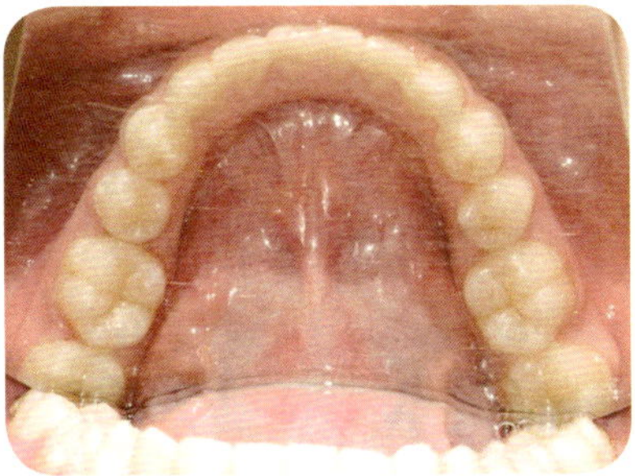

舌侧保持器　它是用一根与牙齿舌面吻合的舌侧丝通过牙胶粘固在舌侧面上，位置隐蔽，不影响美观，不需要患者配合摘戴，但对牙齿清洁有一定要求，且如有松脱不易察觉，影响保持效果。

为了不辜负自己两年的坚持和努力，为了终身能拥有一口整齐和漂亮的牙齿，请认真佩戴保持器，千万不要因为一时的懈怠而功亏一篑。

为什么矫正牙齿还需要拔我的好牙

在面对想要矫牙的患者时，正畸医生最常听到的问题之一是，“我只是想矫个牙而已，为什么还要拔我的好牙呀？”

还有很多这样的担心：“我爷爷奶奶说了，人的牙齿是不能拔的，一拔就全松啦！”

那么，为什么有些人需要拔牙矫正？首先，并不是每一位矫牙的患者都需要拔牙，在矫牙的患者中，医生建议拔牙的比例是 60%~70%。虽然拔牙在牙齿矫正当中是很常见的手段，但是我们为了矫牙而拔除牙齿，是需要充分理由的。

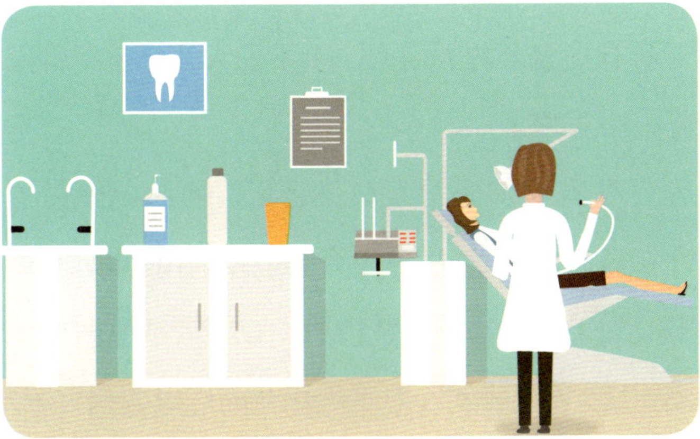

到底哪些患者需要拔牙呢？最常见的类型就是牙列拥挤。牙齿是长在牙槽骨里的，有些患者的牙之所以重重叠叠地挤在一起很不整齐，就是因为牙齿的数量超出了牙槽骨的承受量。有人会问，牙齿数量不都是天生的吗，怎么会多出来呢？这就要说到人类的进化了，我们的祖先，几十万年前的原始人，拥有前突而宽大的颌骨，咀嚼功能非常发达，这样才能嚼碎粗糙的食物。而现代人因为食物的精细化，颌骨和牙槽骨都出现了退化，但是牙齿的数量却还没有来得及变少，所以，相对于变小了的骨头，牙齿的数量有时就会显得太多了，从而重叠着生长，形成难看的牙列拥挤。就好像一张长凳子，只能坐 6 个人，现在非得要挤下 8 个人，那大家就只能歪歪扭扭地挤在一起，有的要侧着身子，有的要把身体往外挪一点才能勉强坐下，这种情况下只有把多余的人请走，剩下的人才会坐得舒服，这就和拔牙是一个道理了。

另外一种需要拔牙的类型就是牙齿前凸，俗称“龅牙”。当前牙凸在外面时,人的嘴唇也会相应地凸出,形成难看的“龅牙”脸型。为了让凸出的前牙内收，也需要拔除后面的牙齿以获得间隙,让患者的前牙向内收。还有一些因为咬合关系不好，或者其他因素需要拔牙的情况，需要专业的正畸医生来具体问题具体分析。

即使知道了拔牙的理由，还是会有患者担心，拔牙会不会引起牙齿的松动，会不会令牙齿稀疏，或者有什么其他的后遗症。我们可以很肯定地回答，拔牙不会引起其他牙齿的松动。只要是科学的正畸设计，为了矫正拔的牙所留下的空隙，都是会被充分利用的，最后都能完全关闭，不会导致牙齿稀疏。而且，只要是规范的操作，拔牙创口一般都能很好地愈合，也不会影响到神经或者产生其他的后遗症。

当然，必须强调的是，不管有没有拔牙矫正，爱护牙齿都是终生的工作：每天认真刷牙、定期洗牙、定期看牙医。拥有良好的口腔健康保健意识，牙齿一定会健康地陪伴您终生。

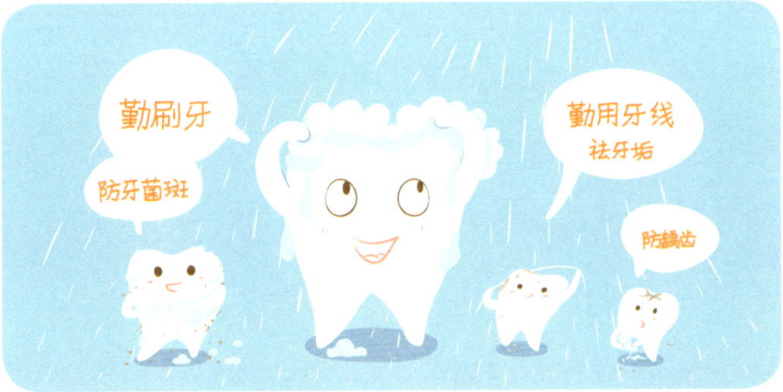

不良习惯对口腔危害有多大

很多家长带着孩子来看门诊的时候，最关心的问题是："医生，我家孩子的牙齿这么难看该怎么办啊？" 其次就是，"我家孩子牙齿为什么会这样？咱家可都没有这样的情况。" 当我们遇到这样的情况时，通常会询问，平时孩子有咬手指的习惯么、平时孩子晚上睡觉嘴巴是张着的么，等等诸如孩子生活行为习惯的问题。正是这些问题可能造成了孩子牙齿不齐，牙齿前突，"地包天" 等等错殆畸形的发生。

那到底不良习惯有哪些？又会产生哪些危害呢？

口腔不良习惯主要包括吮指习惯、唇习惯、舌习惯、偏侧咀嚼习惯、咬物习惯以及睡眠习惯等等。在婴幼儿时期，由于吸吮动作的反射，喂养不足，某些恐惧或者是不愉快的心理因素，婴幼儿会自发的产生吸吮手指等动作，这是儿童在一段相对固定的时间内，有意或无意的重复某个相同动作，并依赖于此而产生快感，形成习惯性的持续动作的一个行为。如果这些不良习惯未能及时克服，会使牙弓内外肌力出现失衡，颌骨生长发育不良，会导致各种错𬌗畸形的发生。

临床上常见的有咬嘴唇、咬手指，这会造成牙齿前突和局部前牙开𬌗。

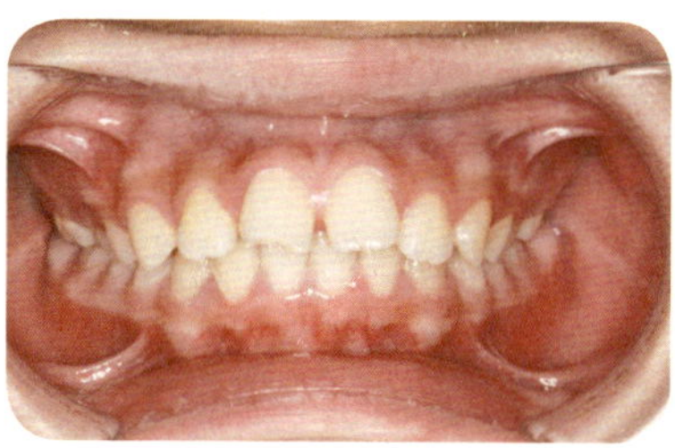

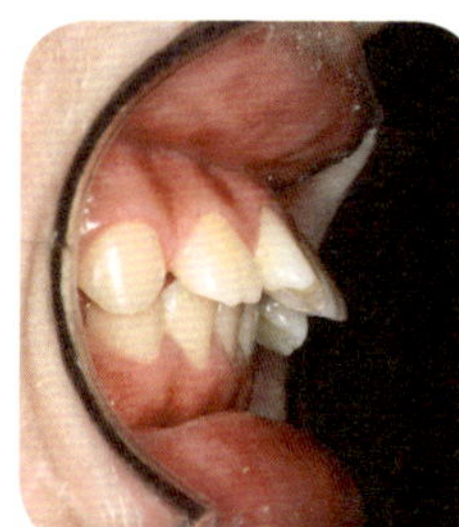

有些孩子在乳、恒牙替换时，习惯性舔牙齿，也会造成牙齿前突。

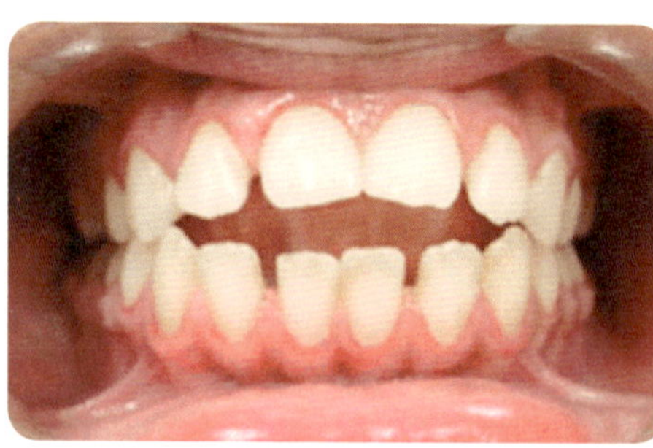

吐舌习惯，会造成前牙的开𬌗及散在间隙。

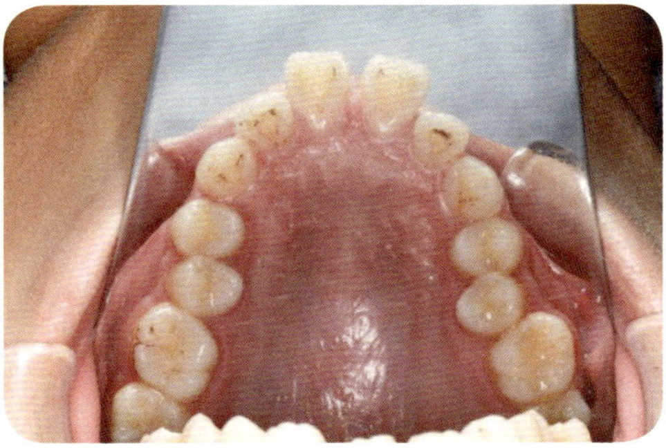

有些患者习惯性用一侧牙齿吃东西，学名叫偏侧咀嚼，会导致左右两侧咬合关系不一致，颜面的不对称。

一些患者晚上睡觉时张口呼吸，会造成上颌前突、下颌后缩的面容 。一般这种情况下我们会询问患者有没有鼻咽喉部的疾病，例如鼻炎、扁桃体、腺样体肥大等，如果存在这种情况，我们会建议此类患者先去五官科就诊，解除鼻咽喉方面的问题，再开始行正畸治疗，这样才能治标治本。

根据相关资料显示，儿童口腔不良习惯是造成错𬌗畸形的主要病因之一，占各类病因中的 1/4 左右。因此，患者及家属应重视口腔不良习惯，一旦发现需尽早纠正，自行纠正困难可尽快就医。

青少年牙齿保健注意事项

可乐好喝危害不小——带你了解可乐牙

可乐是我们生活中最常见的饮料，深受大家喜爱。尤其是在炎炎夏日，来上一罐冰镇的可乐，那是相当的享受。很多年轻人由于太爱喝可乐，平时不喝水或者很少喝水。因此可乐也

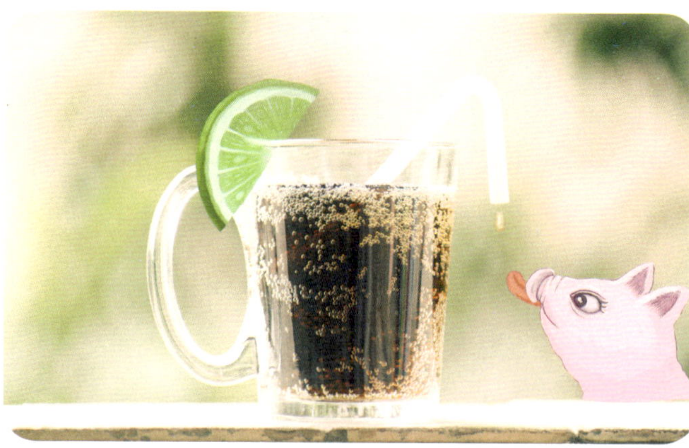

有了一个“肥宅快乐水”的称号。

由于可乐含糖量高，所以喝多了可乐很容易让人长胖，这个很好理解，但很多人也许并不了解可乐牙是怎么一回事，下面就来详细介绍下。可乐牙的学名其实叫“牙齿酸蚀症”。大家都知道可乐是碳酸饮料，既然是碳酸的，那它的溶液就一定是呈酸性。如果长期大量地喝可乐，并且不摄入足够的水的话，那么口腔环境将长期维持在酸性状态。虽然我们的牙齿号称是人体最坚硬的组织，但是牙齿的主要成分是羟基磷灰石，它在酸性环境中会慢慢溶解。由于我们的牙齿在牙颈部的釉质较薄，所以可乐牙最早出现症状就是在牙颈部，通常是牙颈部的牙齿出现了白垩色斑块，随着时间的推移，脱矿了的牙齿更容易受到细菌的腐蚀，从而慢慢变黑、龋坏，严重的时候就导致牙神经发炎，需要进行根管治疗。

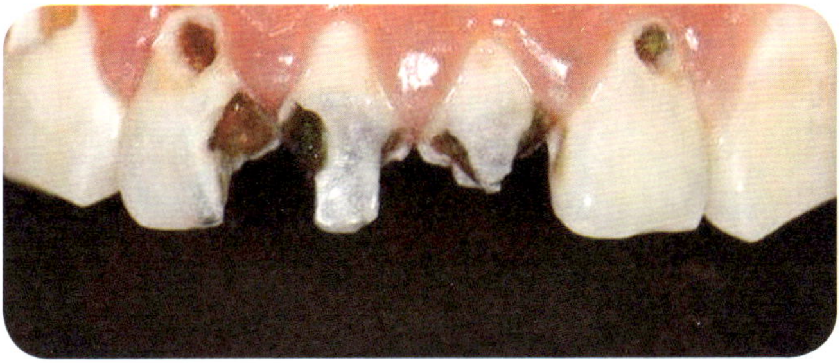

也许很多朋友看完上面这些，会觉得很郁闷：可乐这么好喝，但是又会造成可乐牙，我以后是不是都不能喝可乐了？大家也不必因噎废食，只要保持良好的刷牙习惯以及口腔卫生，偶尔喝一喝可乐，对我们的口腔健康并不会造成很大影响。所以，可乐味道虽好，但是不要贪喝啊！同时，这里教给大家预防可乐牙的几个小窍门：喝完可乐后，尽量用清水漱口。尽量使用吸管喝，减少与牙齿的接触。

数字化微创美学修复——蛲首蛾眉，齿如编贝——美丽从“齿”开始

人皆爱美，美给人愉悦和自信。“红脸耀明殊，绛唇含白玉”，自古以来皓齿如贝就是美不可或缺的一部分。“貌美齿为先”，牙齿的洁白整齐健康是人们衡量美的重要标准。可不如意事常八九，牙齿经常会受到颜色、缺损、间隙甚至脱落的困扰，严重影响美观，怎么办？数字化微创美学修复圆您的编贝齿梦。

当今是信息化时代，也是数字化时代。数字化已经渗透到口腔医学领域，颠覆了传统的口腔修复方式。数字化扫描光学

印模取代了传统的印模，提高了患者的舒适度和印模、修复体的精准度。数字化设计，制作修复效果图，及时与患者沟通，提高了患者对修复体的满意度。3D 打印修复体，进一步提高了修复体的精度和质量。

数字化微创美学修复是口腔发展不可阻挡的趋势，是以更少的正常牙体磨除，甚至不磨除，保留更多的健康牙体，达到微创仿真舒适美观的修复。

正颌外科知多少

“龅牙”怎么治

生活中，我们经常会听到一些人说龅牙或鸟嘴。这是怎么回事?

龅牙可分为牙性和骨性，牙性主要是由于上、下颌前牙过度唇倾造成的，其主要与儿童时期不良习惯有关，如吮吸手指、咬笔杆等，也有些患者是由于智齿的萌出导致的。骨性是由于骨头矢状向的发育过度而造成的，在医学专业上实质是上颌前突或双颌前突畸形，也有些患者是上颌骨发育正常，但下颌骨严重发育不足，对比显得嘴突，俗称鸟嘴。

龅牙的临床特征为开唇露齿，自然状态下双唇不能闭拢，微笑时牙龈外露过多，常常伴有颏后缩，强迫闭口时，下唇下方与颏部之间有明显的软组织隆起。

对于牙性的和轻度的骨性前突可通过正畸治疗得到改善。中度或严重的骨性前突患者多是采取正畸加正颌的方法来进行联合矫治。对患者进行正颌手术，目前多采用的是上下颌骨前份根尖下截骨的方式，可以把前突的骨块截断后整体地后移，并把它放到一个正常的位置，这个过程中还可适度地旋转骨块，进一步调整前牙的唇倾度。

一般患者需要术后正畸，目的是关闭手术后余留的牙齿的间隙，进一步地调整牙齿的咬合。而对于下颌严重发育不足而上颌发育正常的患者可通过牵张成骨或正畸正颌联合治疗，或者以上二者兼而有之的综合序列治疗。

“地包天”如何矫治

人们俗称的“地包天”是一种表现为前牙反殆的错殆畸形，有的表现为个别前牙反殆，也有的表现为多数前牙反殆，严重的反殆可表现为全牙弓反殆。

前牙反殆是我国儿童常见的一种错殆畸形，据报道，乳牙期、替牙期和恒牙期的发病率分别为8.1%、4.9%、4.9%。造成前牙反殆的病因有遗传因素，也有后天因素，如不正确的喂养方式、口腔不良习惯、牙齿萌出或替换障碍等。

前牙反殆分为牙性、骨性、功能性三类，应根据诊断分析采取相应的矫治方法。

牙性前牙反殆 由上前牙舌倾或下前牙唇倾或二者兼有的牙性因素导致，患者一般表现为牙齿反咬殆，但面型较好。对乳牙期或替牙期患者可采取活动矫治器或简单固定矫治器矫正，恒牙期患者则可以进行全口综合固定或隐形正畸。

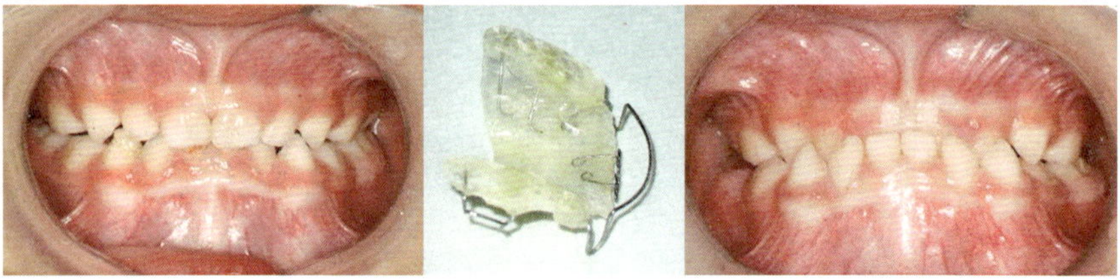

骨性前牙反殆 是指由上颌发育不足或下颌发育过度或二者兼有的骨性因素导致的前牙反殆畸形，患者不仅表现为牙齿反咬殆，下颌不能后退或仅有少量后退，不能达到前牙对刃的状态，而且呈现凹面型，俗称“弯月脸”或“鞋拔脸”，这一类错颌畸形的矫治难度较大。对于幼儿或青少年患者由于生

长发育尚未停止，畸形表现不够确定或不够彻底，矫治时机难以掌握，有的医生会选择观望，有的医生则会采取一些功能矫形治疗的方法，但疗效不确定，所以目前存在较大的争议。对于成年患者，如果骨性错颌畸形不是很严重，患者对面型的改善要求不太高，则可以通过牙齿代偿的方式掩饰性矫治；如果骨性错颌畸形很严重或患者对于面型改善要求很高，则需要通过正畸－正颌联合矫治来实现矫治目标，正畸解决牙齿问题，正颌解决骨性问题，做到标本兼治。

功能性前牙反殆　指由于口颌系统功能异常导致的前牙反殆，虽然患者牙齿表现为反咬殆，面型略凹，但是下颌存在功能后退位，即下颌可以后退至前牙对刃状态。幼儿或生长发育高峰前的青少年患者可以采取功能矫形或口外力矫形治疗的方法。功能矫治即利用肌能力（肌力和咬合力）对颌骨生长的导引治疗。通过戴入功能矫正器，咬合重建，改变下颌位置，牵张咀嚼肌和口周肌，借功能矫正器将力传递到牙、牙槽骨，导引其协调生长。口外力矫形对颌骨生长的早期重力控制治疗是指通过口外装置，以头、额、颏、颈为支抗，配合口内矫正器传力于上颌骨，调控生长方向，矫正畸形。

对于成年功能性前牙反颌患者则可以进行全口综合固定或隐形正畸实现矫治目标。

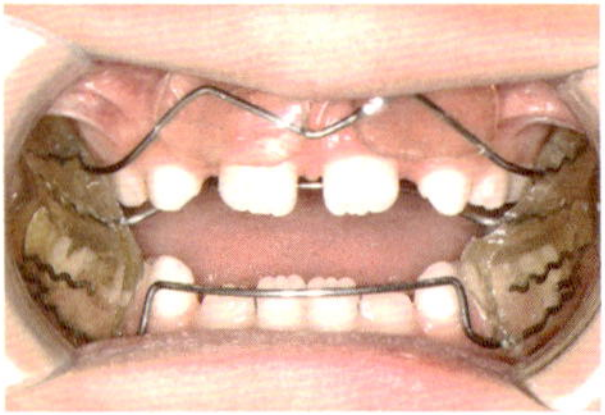 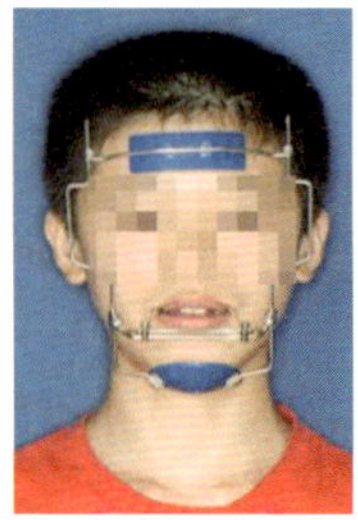 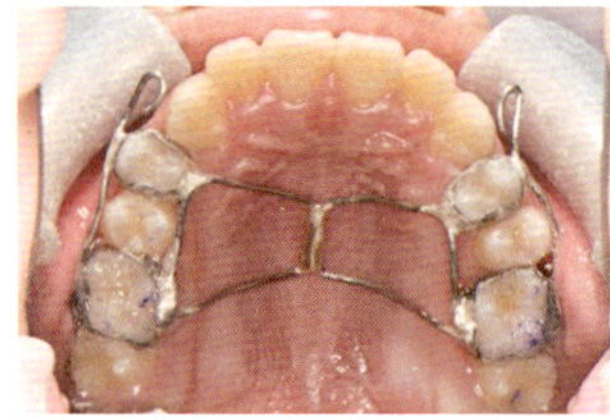

前牙反殆对口腔功能、颜面美观及心理健康都有较严重的影响，并且随患者的生长增龄症状逐渐加重，所以到医院就诊的患者，除非存在严重的骨性畸形或骨性畸形趋势（需要正畸和正颌联合治疗），一般都会尽早矫治。

“鼾症”如何治

有些人睡眠时鼾声如雷，隔着老远就能听到，我们称之为鼾症，是睡眠中由于各种原因造成上气道阻力增高，上气道的高速气流使周围软组织发生振动所致。

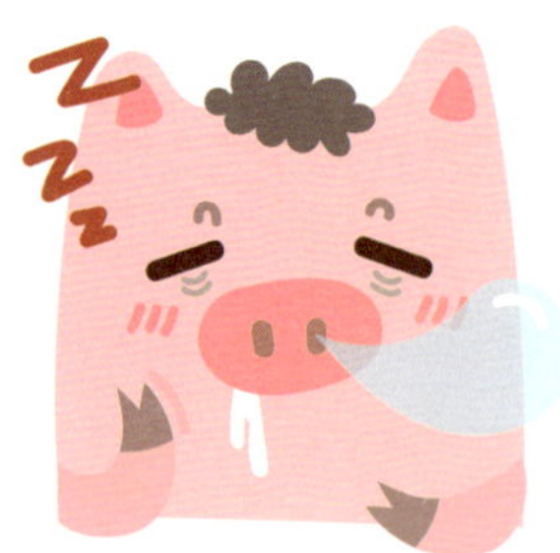

传统认识中的打鼾就是睡得香、睡得好，实际上鼾症危害无穷，不仅影响他人睡眠，还可造成睡眠结构的紊乱，造成夜间的低氧血症，对身体的多个系统造成危害，包括心脑血管、内分泌、消化系统等。鼾症给个人、家庭、社会都带来很大的危害。长期打鼾可导致夜间睡眠质量下降、多梦，甚至噩梦，还可引起白天困倦、精神不振、记忆力减退，出现精神、情绪的改变。部分患者可发生睡眠呼吸暂停的现象，我们称之为阻塞性睡眠呼吸暂停低通气综合征，其表现为睡眠中上呼吸道反复发生塌陷、阻塞引起呼吸停止和低通气，伴有打鼾、睡眠结构紊乱，频繁发生血氧饱和度下降、白天嗜睡等症状，体征上有上呼吸道狭窄表现，以中年肥胖男性居多。

阻塞性睡眠呼吸暂停低通气综合征的治疗方法主要有两种：非手术治疗和手术治疗，分别以持续气道正压通气和悬雍垂腭咽成形术为代表。治疗要根据气道阻塞部位、严重程度、是否有病态肥胖及全身情况来决定制订方案。常用的手术方法有以下几种。

扁桃体、腺样体切除术	这类手术适用于有扁桃体增生的成人患者，或腺样体增生所致的儿童患者
鼻腔手术	由于鼻中隔偏曲、鼻息肉或鼻甲肥大引起鼻气道阻塞者，可行鼻中隔成形术，鼻息肉或鼻甲切除，以减轻症状
舌成形术	由舌体肥大、巨舌症、舌根后移、舌根扁桃体增大者，可行舌成形术
腭垂、腭、咽成形术	此手术是切除腭垂过长的软腭后缘和松弛的咽侧壁黏膜，将咽侧壁黏膜向前拉紧缝合，以达到缓解软腭和口咽水平气道阻塞的目的
正颌外科	主要用于因下颌骨后缩畸形引起的口咽和下咽部气道阻塞，可通过前徙下颌骨扩大口咽部和下咽部气道宽度

“歪脸”如何治疗

“医生，我照镜子，怎么发现脸是歪的？”临床中我们经常会发现有些患者提这个问题。正常人的面部是存在不对称的，但这种不对称是轻微的，不会影响美观，而绝对对称的面部几乎不存在，反之当左右侧不对称较严重时，就会影响美观，医学称之为面部偏斜（或不对称牙颌面畸形），部分偏斜患者常伴随错𬌗畸形，例如地包天、鸟嘴等。不对称畸形在面上部、面中部、面下部发病率分别为 5 %、36 %、74 %，绝大部分发生于面下 1/3。颌面部偏斜的主要表现为下颌中线或颏部的偏斜以及双侧下颌角不对称。

造成面部偏斜的病因分为三类：

先天性	即一出生就有的病，如半侧颜面部萎缩等
获得性	源于颞下颌关节强直、外伤、感染、肿瘤等疾病方面的因素；还有因单侧后牙龋坏或口腔不良习惯而长期使用单侧牙齿咀嚼形成的偏侧咀嚼习惯；以及由于替牙障碍、个别牙错位或者上颌牙弓狭窄所致的咬合干扰，造成下颌在咬合时偏向一侧所形成的功能性偏斜
发育性	生长发育过程中不明原因所导致的，这种偏斜在婴幼儿时期不发生，而是在青少年时期发生，无外伤、感染等既往病史

面部偏斜可根据发生部位分为牙源型、骨源型、肌肉型（软组织型）、功能型。偏斜治疗应尽早进行，这是因为随生

长发育，不对称畸形有可能持续加重，可能由牙性或功能性不对称畸形发展形成骨性或软组织不对称畸形。其中牙源型和功能型可针对病因通过正畸治疗得到解决，而骨源型和肌肉型（软组织型）必须通过正畸正颌联合治疗或整形手术治疗，手术治疗时间一般是成年后，这个时候颌面部的发育基本停止。

PART 3

中青年篇（21~59岁）：重视口腔健康，远离牙周疾病

062 牙齿烂了一个洞怎么办

075 中青年牙齿保健注意事项

088 牙周疾病知多少

100 口腔溃疡早知道

牙齿烂了一个洞怎么办

牙齿上有洞是怎么回事

大家发现牙齿上有洞，多半是龋齿。

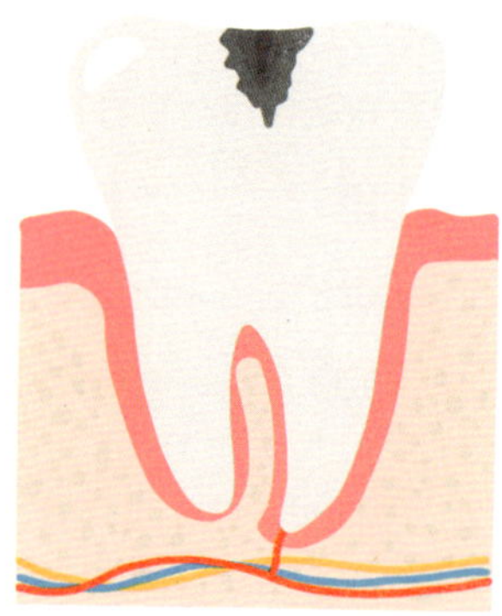

龋病是一种细菌导致的慢性破坏性疾病。龋病起初表现为牙齿龋坏部位颜色变黑或变白垩色，质地变粗糙，这时候我们称之为浅龋。浅龋一般不会有什么异常感觉，所以往往很难自己发现。

当龋病进一步发展，在牙齿上形成了黄褐色或深褐色的小洞，我们称之为中龋。在这个阶段，大部分人仍然没有什么异常感觉，但是有的人在吃冷、热、酸、甜的食物时会有酸痛的感觉。此时需要补牙，即通过充填材料来恢复牙齿的外形，阻止龋病的进一步发展。

充填治疗的过程简单来说就是先磨除牙齿上变色、软化的部分，然后用纳米树脂或者玻璃离子水门汀等人工材料填入龋坏彻底清理的洞内，待材料完全固化后，再修整外形即可。

如果没有及时做治疗，随着细菌的进一步深入，小洞逐渐变成大洞，我们往往会感到频繁的冷热刺激痛，或者在我们吃东西的时候，由于食物进入龋洞，刺激到了牙神经，会引起疼痛，即食物嵌塞痛，往往这个时候我们才会意识到牙齿出现了问题，这被称为深龋。对于深龋的治疗，有时还需要先垫一层材料来保护牙齿深层的牙神经，再做充填治疗，这类材料被称为盖髓剂，主要成分是氢氧化钙。甚至在有的治疗过程中可能需要局部麻醉药的辅助，治疗后几天内可能会有轻微酸痛不适。

如果深龋仍然没有得到及时有效的治疗，细菌会“有恃无恐”地侵入牙齿的更深层，导致牙髓炎的发生，也就是我们常说的牙神经痛。一旦得了牙髓炎，需要的就不再是治疗过程相对简单的补牙，而是过程复杂且费用更高的根管治疗，俗称“杀神经”。

小洞不补，大洞吃苦。认真有效地刷牙，定期进行口腔检查，及时发现牙齿上的龋洞，并进行充填治疗，让我们一起战胜龋病吧！

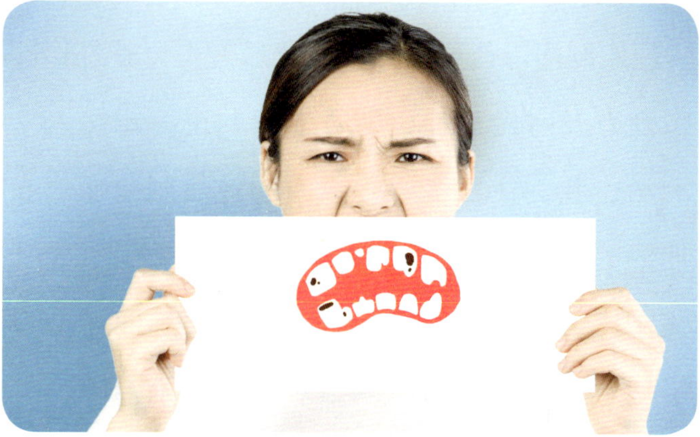

聊一聊慢性根尖周炎

慢性根尖周炎是指因根管内长期存在感染及病源刺激物而导致的根尖周围组织慢性炎症性反应，表现为炎症性肉芽组织的形成和牙槽骨的破坏。慢性根尖周炎患者一般无明显的自觉症状，多数因为咀嚼不适，或者因牙龈起脓包而到医院就诊。

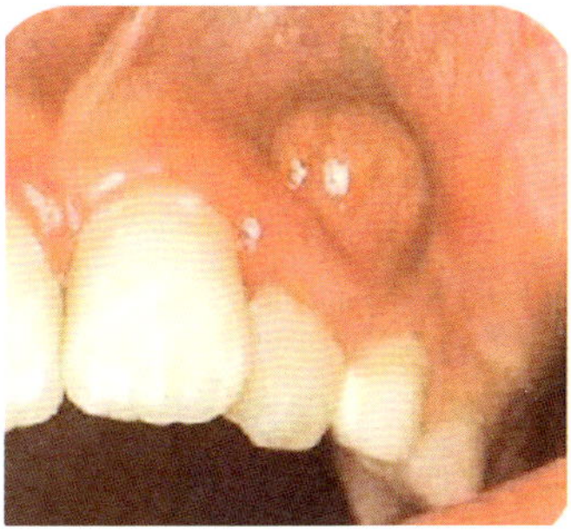

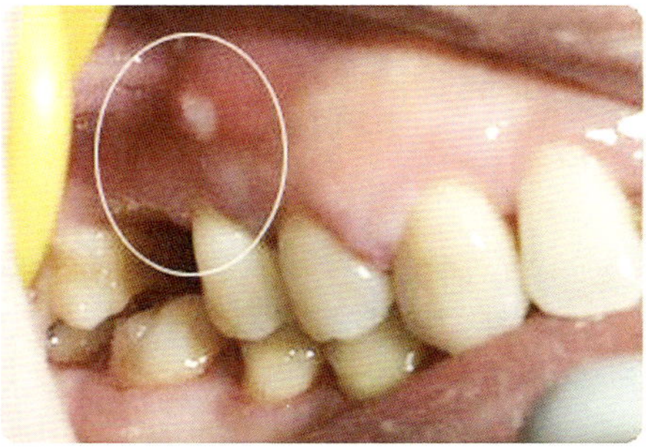

慢性根尖周炎的主要治疗方式为根管治疗，操作过程相当于在牙齿上“做手术”。一般治疗前需要进行口内检查，以及拍摄 X 线片辅助检查，以了解患牙及其根尖周的骨质破坏程度和牙根情况。随后进行治疗，即去除牙冠部腐质，打开髓腔，清除感染的牙髓，用特殊器械及消毒药水清理和消毒根管，最后用根管充填材料（牙胶）将根管充填起来，达到隔绝根管感

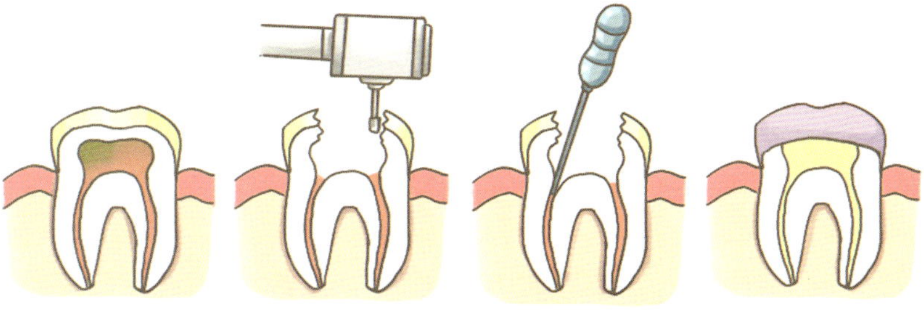

染的目的。对于根管治疗期间的患者，要正常刷牙，保持口腔卫生，不能咬硬物，有稍许不适为正常反应，如有急性疼痛或肿胀应及时就诊。

如果放任牙齿发炎不管，随着病情发展，炎症波及牙槽骨，可能会引起颌骨骨髓炎，严重者炎症扩散到周围间隙，压迫呼吸道，容易危及生命。

慢性根尖周炎经过治疗后应及时行牙冠修复，以免将牙齿咬折裂。

慢性根尖周炎的预后与患牙破坏情况、根管复杂程度、治疗操作者经验、操作中无菌原则的把握程度及患者自身抵抗力等因素有密不可分的关系。通常经根管治疗后的患牙有良好的预后，但是我们必须相信医生的能力，每一个病例能够使用多种治疗技术而不是局限于某种特定的治疗方式，即使这颗牙齿的确治疗失败，仍然可以通过其他方法再次治疗得到补救。

慢性根尖周炎的发生多数由牙体硬组织的破坏开始，进而累及牙神经感染而来，少数由外伤和创伤性咬合不当，如夜间磨牙，牙齿排列不齐，爱吃硬质食物等引起。因此，我们要少吃甜食，好好刷牙，预防龋齿；改掉不良的咬合习惯，必要时咨询口腔医生是否要矫正牙齿或者其他干预措施；在发现牙齿有洞或者变色时，要及时来医院将牙齿补起来或者做治疗，以控制消除感染，保住牙齿。

带你了解急性牙髓炎

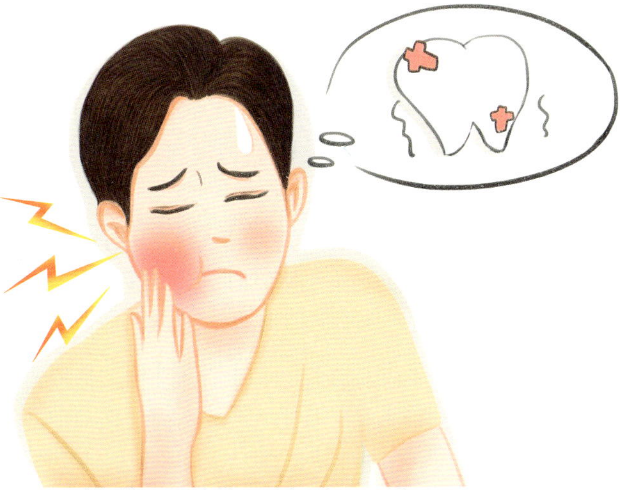

生活中，我们时常会听到有人抱怨“我的牙经常会突然一下剧烈疼痛”“昨晚牙疼的一个晚上没有睡着”“这牙疼牵着我这半边脸都是疼的”“我刷牙只能用温水，太冷或太热牙就会好疼”等等，这些现象在临床诊断中我们通常称之为急性牙髓炎，该病的特点是发病急，疼痛剧烈，是口腔中较为多发和较为常见的疾病。该病有以下几个特点：

自发性阵发性疼痛	在未受到任何外界刺激的情况下，突然发生剧烈的自发性尖锐的疼痛，在疾病早期疼痛持续时间较短，可能一天两三次，每次持续数分钟。而疾病晚期，疼痛的持续时间加长，可持续数小时甚至一天，甚至出现搏动性的跳痛
夜间疼痛	疼痛往往在夜间发作，或者夜间加重，患者常常无法入眠或者从睡眠中疼醒
温度刺激加剧疼痛	冷、热刺激可激发或者加重疼痛，在疾病晚期也可能出现热刺激引起剧烈的疼痛，冷刺激可缓解。患者常常携带凉水瓶或者口含凉水就诊
疼痛不能定位	疼痛发作时，患者大多数时候不能明确指出患牙的位置所在，疼痛呈放射状，通常牵涉至同侧头部或者面部

急性牙髓炎的主要发病原因为牙髓感染，通常是由龋病导致的。牙齿由外部的硬组织和内部的牙髓软组织构成，如果龋齿（虫牙）等硬组织的病变没有得到有效的控制及治疗，感染入侵牙髓组织，就可引发急性牙髓炎。除此之外，如果牙髓在受到急性的物理损伤、化学刺激的情况下，比如意外事故后牙冠折断造成的牙髓暴露、手术切割牙体组织导致过度产热、充

填材料的化学刺激等，也可导致急性牙髓炎。另外，对于重度牙周疾病患者，由于牙周袋内的细菌通过牙齿根尖孔侵入牙髓，可引发牙髓的逆行性的感染，导致急性牙髓炎。

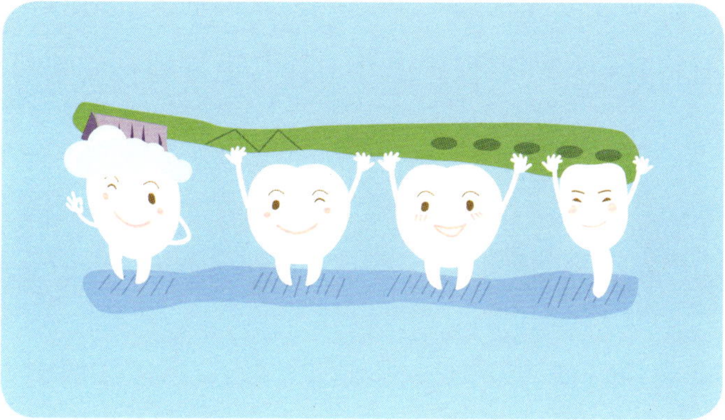

急性牙髓炎的症状发生后，一定要及时到正规的医院进行治疗。如果无法立即就医，可服用消炎药物或者止痛药暂时缓解疼痛。治疗急性牙髓炎需要进行根管治疗，也就是大家平时所说的“杀牙神经”。一般急性牙髓炎的患牙需要即刻减轻疼痛，因此应急处理是初次治疗必不可少的措施。一般医生会在局部的麻醉下摘除牙髓或者去除大部分牙髓，引流出炎症渗出物，缓解牙髓腔内的压力，患牙的疼痛即可减轻。在治疗期间，大家应注意不要使用患牙咬硬物，避免牙齿劈裂，同时还应注意口腔卫生。在根管治疗结束后，医生通常会建议在患牙的外部做一个牙冠，包裹住患牙，避免患牙的劈裂，这是因为牙髓组织有营养的功能，而去除了牙髓组织的患牙会变得较之前更为脆弱，容易劈裂，而且牙齿本身因为龋坏和治疗需要，已经被去除了一部分的牙体组织。因此，我们需要在患牙的外部做一个牙冠将其包绕住，保护患牙，让其更好地行使咀嚼功能。

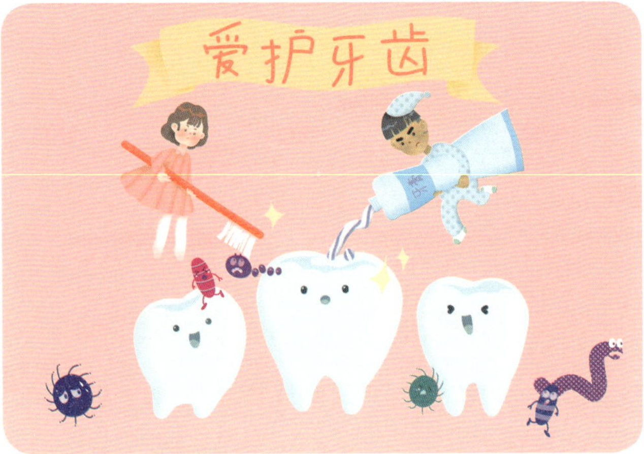

只要早晚刷牙维护口腔卫生，定期到医院进行口腔检查，发现问题及时处理，那我们就可以有效避免急性牙髓炎的发生。

为什么补牙的时候不疼，也需要抽神经呢

“我的牙齿又不痛，为什么要抽掉神经呢？”这是困扰很多患者的问题，牙齿上有一个洞，以前曾经疼过或者以前也没

有疼痛，现在不疼了，就是吃东西有点塞牙，想让医生给补上，医生却说要抽神经。事实上，牙齿疼不疼并不是抽神经的标准。

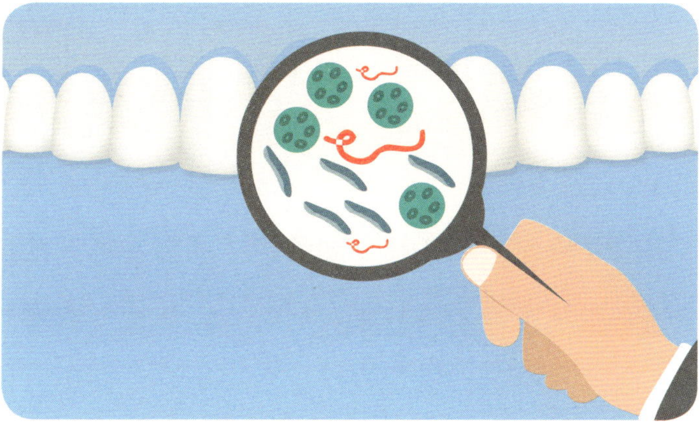

首先我们来看看什么叫抽神经，抽神经也叫根管治疗，简单地说就是把存在于牙髓内部的细菌以及被细菌感染的牙髓抽干净，一旦牙齿出现龋洞，就证明有细菌感染了，一旦细菌感染到髓腔内部的牙髓，就会发生一系列的炎症反应。有的患者出现剧烈疼痛，晚上疼得睡不着，这种症状我们称为急性牙髓炎。但也有一些患者的炎症反应没有这么厉害，可能仅仅是对外刺激敏感，吃冷热酸甜食物疼痛，这种情况我们称为慢性牙髓炎。

一旦牙髓发炎，是无法自愈的。如果我们不治疗，龋坏的细菌就会慢慢攻占整颗牙齿，牙髓完全坏死，又慢慢变得没感觉了。大家可能就觉得自己的牙齿战胜了细菌，其实这时候牙齿里面充满了细菌。在这个阶段，如果还不做根管治疗，放任其发展的话，就会在哪天抵抗力变低的时候突然发作，牙床肿胀，痛起来，甚至形成囊肿或者间隙感染。这时候不仅根管治疗成功率下降，甚至有可能要拔除患牙。

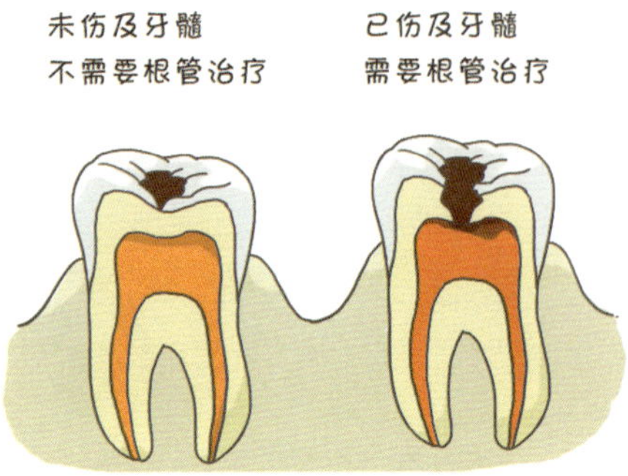

因此，不疼不代表牙齿没有出现问题，当慢性牙髓炎或者牙髓坏死的时候也常常没有明显症状，但是必须抽神经才能治疗，防止后患！

根管治疗时为什么老要拍牙片

有患者常常疑惑，做根管治疗时医生为什么老让我拍牙片？拍那么多 X 光片会不会对我的身体有影响？

根管治疗又称牙髓治疗，是治疗牙髓坏死和牙根发炎的首选及最主要的治疗方法。那么，医生在检查了患牙后，为什么就要求拍牙片，通过牙片我们看到了什么？

第一张牙片是为了诊断病变的部位、程度和范围，例如，龋洞是否靠近牙髓组织；牙根的数目、弯曲及长短；根尖周组织是否有感染等等。

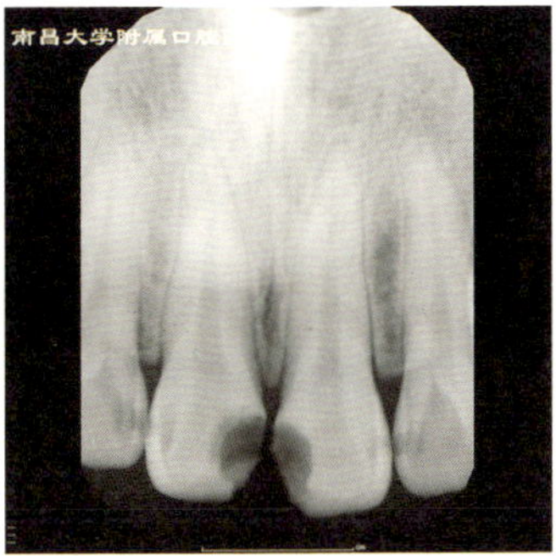

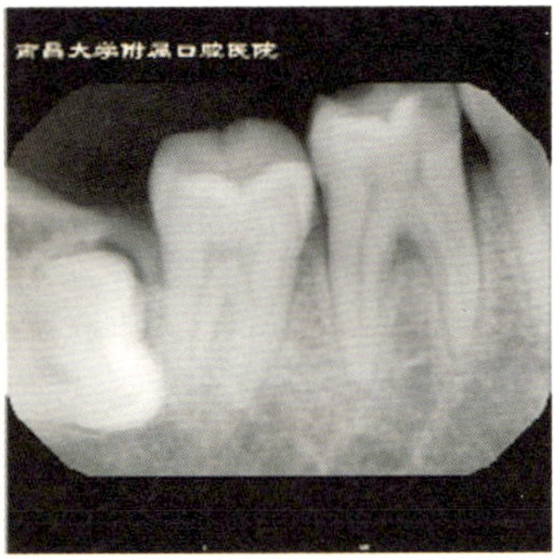

第二张牙片是为了确定根管的长度及根尖部根管的直径，以便于更好地完成最后的充填操作。

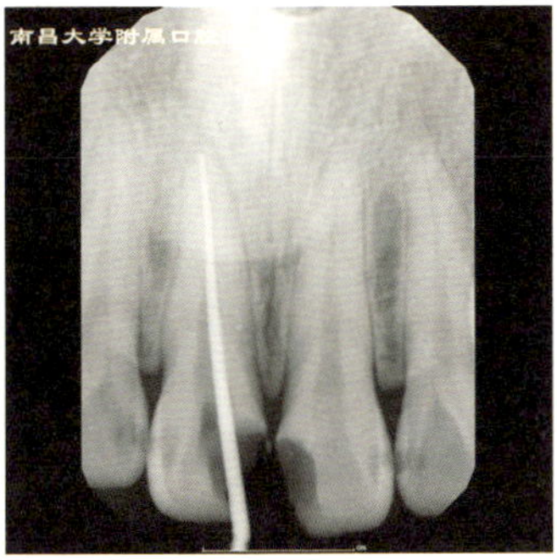

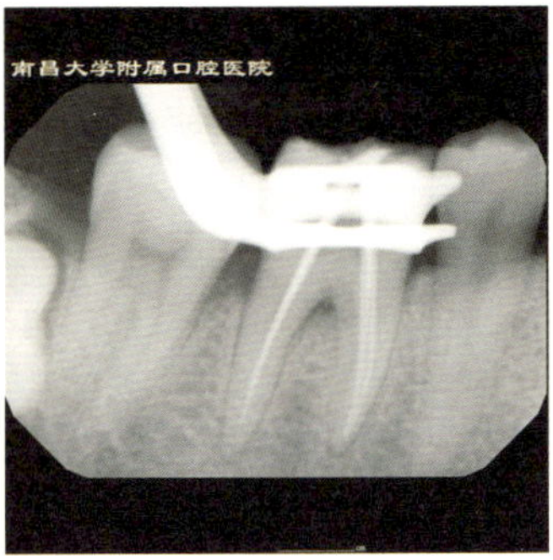

第三张牙片是为了评估根管充填完成情况，确定是否充填

到位。如果出现了欠充或者超充的情况，可能需要重新充填，那就得拍第四张牙片了。

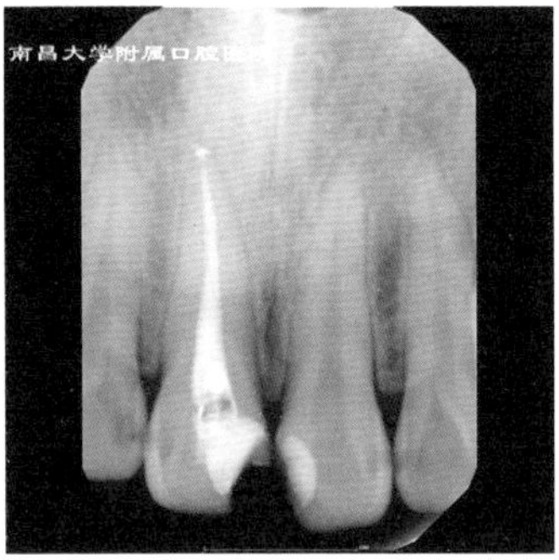

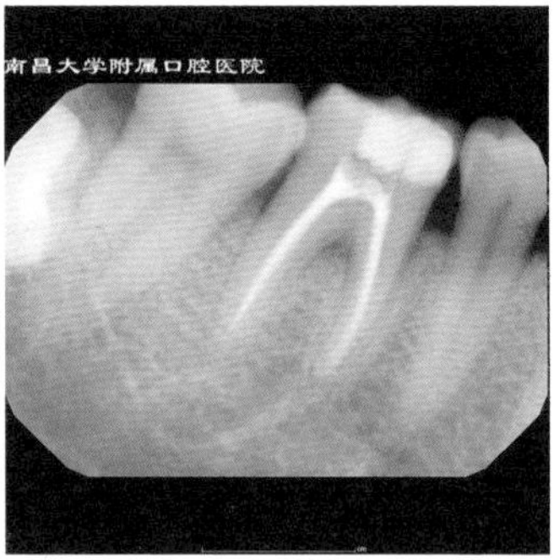

所以做根管治疗一般需要拍 3~4 张牙片，都是为了更好地诊断和治疗，是根管治疗的必要过程。

那么拍牙片的辐射大吗？

现在的牙片都是数字化，它的辐射量为 3~4 毫西弗，辐射时间只有 0.02 秒，大约是普通人在正常生活环境中生活 3 天所接受的辐射量，所以对我们人体是没什么危害的，大家不用担心。

中青年牙齿保健注意事项

智齿，想说爱你真的好难

什么是智齿呢？正常的成年人拥有 28~32 颗牙齿，通常在 18 岁左右开始萌出的最后面的四颗大牙就是我们俗称的智齿。

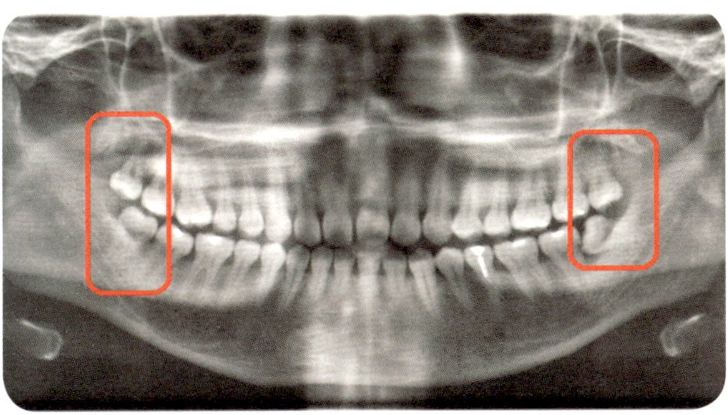

随着人类的进化，人类的食物越来越精细，颌骨逐渐变小，而牙齿的数量却没有减少，因此我们的颌骨缺少足够的空间来容纳全部的牙齿，智齿在我们口腔里的位置不像其他的牙齿那样规矩地排列在颌骨上，它的位置会向不同的方向发生倾斜，而且智齿的位置特殊，常会影响邻近重要的解剖结构，因为这些原因，智齿的存在有时会对我们的生活产生相应的影响：

由于智齿的位置靠后，难以清洁，牙冠周围的牙龈软组织反复发炎，肿痛

经常塞牙

智齿的龋坏，还会有吃冷热刺激的疼痛，以及牙神经痛

压迫邻牙导致邻牙龋坏及邻牙的牙根吸收

影响牙齿矫正的治疗效果

因对咬合的干扰，可能会引起口腔关节的不适

通常医生会建议有以下症状的智齿需要拔除：

反复冠周炎

咬颊或摩擦颊黏膜，俗称咬腮帮子

无对颌牙，有伸长

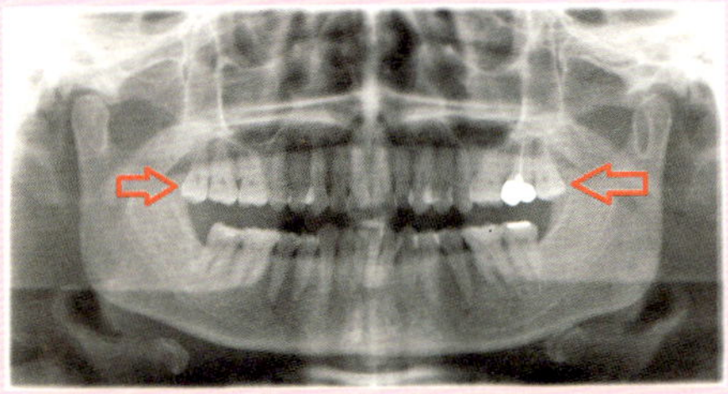

与邻牙有食物嵌塞

压迫邻牙产生龋坏或疼痛

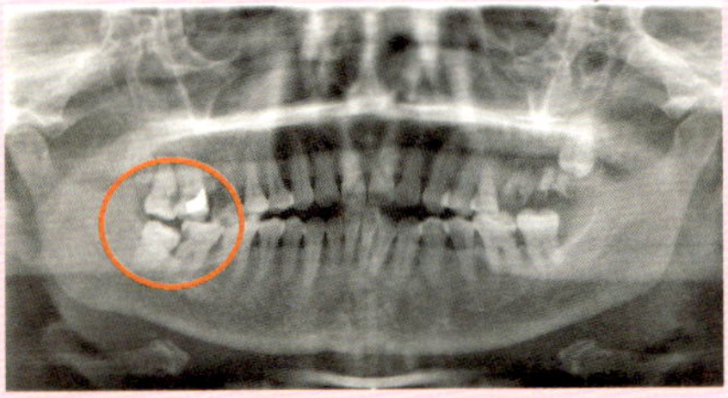

但是有以下情况也可考虑保留：

智齿与对颌牙有良好的接触，建立正常且稳定的咬合关系

第一或第二磨牙不能保留或已经缺失，正畸科会诊后智齿有可能替代缺失牙的情况

智齿能用于作为第二磨牙修复的桥基牙

完全埋伏于骨内，与邻牙牙周不相通，又没有压迫神经引起疼痛，可以保留，但建议定期复查

作为外科手术，拔智齿同样有禁忌证，以下情况应当暂缓拔除：未控制的心脏病、高血压、糖尿病、血液病、甲亢、急性肝炎等，急性炎症期，妇女的月经期、妊娠期。

拔智齿最好应该选择在身体状况良好的时候进行，因为智齿拔除术是比较复杂的牙科手术，出血比较多，术后反应大。出于安全考虑，医生首先会对患者进行口内检查，询问病史，排除禁忌证。随后嘱咐患者去拍摄牙科 X 线片，X 线片有利于医生了解牙齿的位置、结构以及与周围重要解剖部位的关系，

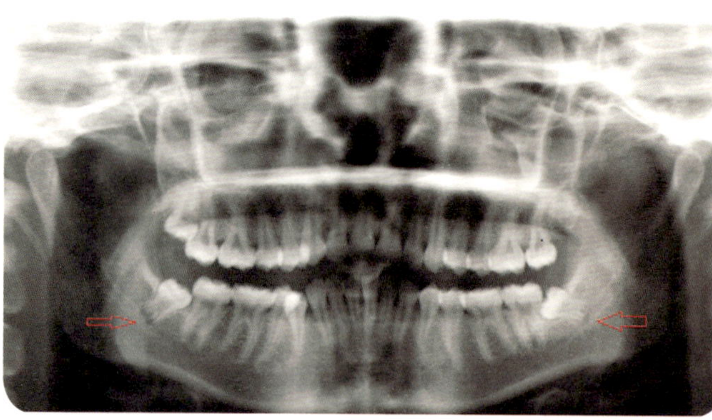

尤其是下颌智齿，需要了解牙根距离神经管的距离，如若有必要还需要拍摄三维 CT。

手术开始，医生会给患者进行局部麻醉，麻药生效后，医生对智齿进行拔除手术，将牙齿完整或分块取出，期间需要患者持续张口，并放松配合医生完成操作。拔完牙，部分阻生齿需要缝合，随后用止血棉球压在伤口嘱咐患者咬住止血，并在医院观察 30~40 分钟，随后吐出止血棉球，如若没有明显的出血，即可离院，术后一周复诊伤口愈合情况及拆线。

拔牙后注意事项：

拔牙术后 24 小时不要漱口和刷牙，不要擦拭或舔舐伤口

拔牙后 2 小时可以进食流质，当天避免用患侧咀嚼，以免破坏牙槽窝内的血凝块，不要进食过热及辛辣刺激的食物，可进食温凉食物，可以适当冰敷有利于止血和减轻术后肿胀

拔牙后避免剧烈运动，尽量休息，一周内尽量不吸烟，不喝酒

注意清理牙槽窝内的食物残渣

术后唾液中有血丝是正常现象，但如若口内有大面积血块及流动性出血，拔牙后三天出现剧痛，应当及时就诊

孕前孕中应注意哪些口腔问题

如今许多备孕的准妈妈，为了安全地诞下健康可爱的宝宝，都会进行孕前检查，但往往忽略了口腔科。事实上，口腔检查是绝对不可遗忘的！因为口腔健康是平安度过孕期的前提之一，怀孕的生理变化会使孕妇口腔的自洁能力减弱，导致疾病增多，尤其是孕前未能控制的一些口腔疾病，可能会在妊娠期间加重或加大治疗难度，甚至治疗受限。而口腔疾病直接影响着孕妇的健康和胎儿的生长发育，育龄期妇女在孕前进行口腔疾病防治和健康教育，是优生的有效措施之一。因此，孕前要进行全面的口腔检查。

口腔检查之后，我们可以做如下处理以消除所有口腔隐患，避免在怀孕期间发生急症而导致不便和风险。

孕前口腔洁治来降低牙龈炎发病率，清除牙结石，治疗牙周病

充填龋齿，及时治疗可留存的牙髓炎或根尖周炎的牙

拔除无法保留的残根、残冠

根据智齿位置及其覆盖牙的状态，酌情给予预防性拔除

进入孕期，准妈妈们都是小心翼翼的，唯恐一不小心，会给孩子的健康带来不好的影响。在这个特殊时期，准妈妈们的确需要全方位的呵护。口腔健康，这个关系到全身健康的关键点自然也不容忽视。那么，孕期口腔疾病如何防治呢?

坚持早、晚认真有效刷牙，每次3~5分钟，应注意刷牙方式，宜选刷头小、刷毛软而有弹性的牙刷，推荐使用竖刷法，注意饭后漱口，定期使用牙线清洁，尽量不要使用牙签，预防妊娠性龈炎及冠周炎的发生。

经常做叩齿运动和按摩牙根，以改善牙周血液循环。

合理营养，均衡饮食。多吃富含维生素A、维生素C、维生素D的新鲜蔬菜和水果。遵循科学的进食原则，少吃甜食和零食。保证孕妇钙磷的充分摄入，是确保胎儿牙釉质钙化的重要保障。

定期进行口腔健康检查，建议每3个月检查一次，若有口腔疾病，则应随诊，及时进行治疗、处理。

在妊娠的前3个月应尽量避免会产生剧烈疼痛和恐惧的治疗，因孕妇过度疼痛紧张会发生意外流产，常规口腔检查及浅龋的充填、牙龈炎的牙周洁治等简单治疗可选择在妊娠早期进行。在妊娠的后 3 个月治疗不当会诱发早产，所以在孕早期（1~3 个月）和孕晚期（7~9 个月）只处理急症；孕中期（怀孕 4~6 个月）胎儿比较稳定，是孕期治疗口腔疾病的最佳时机，例如未治疗龋齿的修补、牙髓治疗、洁刮治等。但在治疗中还有很多禁忌，所以再次提醒孕前防治是非常必要的。由于内服抗生素对胎儿有一定的影响，需尽量使用外用药物，在智齿冠周炎发病初期可用药物冲洗龈袋，妊娠结束后择期拔除。

发生口腔疾病及时就医，将疾病消灭在萌芽状态，切不可恐惧治疗的痛苦和对胎儿的影响而贻误了治疗时机，致使口腔疾病转为急症而使治疗难度加大。美国牙周病协会提出在妊娠早期为其提供预防性的检查，并且在妊娠过程中出现口腔急性感染性疾病，如急性冠周炎、牙髓炎、根尖周炎、严重妊娠期牙龈炎等引起牙痛、感染时，都应给予及时的治疗。虽然目前没有一种治疗疼痛、控制感染的药物是绝对安全的，但怀孕期间因未及时处理急性炎症而对母体和胎儿造成的不良影响可能比大部分口腔治疗药物带来的危害更大。

做好口腔检查保健，做到早发现、早预防、早治疗，才能给准妈妈和胎儿更安全舒适健康的保证。

你会定期洗牙吗

“洗牙”又称为洁牙，专业名称为龈上洁治，是指专业的牙周医生用专门的洁治器械去除牙龈上方的牙石、菌斑和色素，并抛光牙面，以延缓菌斑和牙石再沉积。洁牙一般分为超声波洁治、喷砂洁治、手工洁治三种。临床上，牙周医生们通常会根据患者的不同情况选择一种或几种洁牙方式，以达到最高效率地清除牙结石等局部刺激物，从而还你一个干净健康的牙周环境。现如今，临床主要使用超声波洁治。

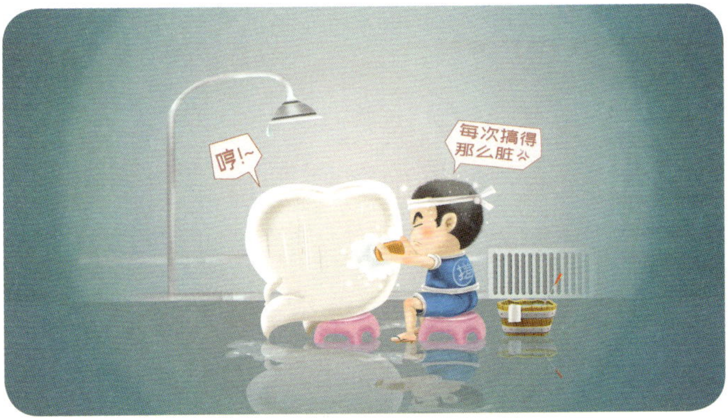

超声波洁治是最常使用的洁牙方法，其原理是通过将高频电能转换成超声振动，每秒 2.5 万 ~3 万次以上，从而利用这种高频振荡除去牙石、烟渍和茶斑等。超声洁牙的水流可

以进一步对牙石、菌斑等产生冲刷作用，并将震碎的牙石和血污冲走。超声震荡的作用原理对牙面的损害非常小，洗牙的时间也很短，治疗方便，效果明显，不会伤害到口腔健康。

需要注意的是，当你有以下情况时，在做超声波洁牙前一定要告诉医生哦！

携带人工心脏起搏器 使用心脏人工起搏器的患者慎用磁致伸缩式超声洁牙，以避免因干扰起搏器的工作而造成患者心律失常等症状（可以选择压电陶瓷式洁牙系统替代）。

牙龈部恶性肿瘤 患有牙龈部恶性肿瘤的患者，不宜接受常规洗牙，以避免肿瘤扩散。

严重心血管疾病 患有活动性心绞痛，半年内发作过的心肌梗死以及未能有效控制的高血压和心力衰竭等的患者不宜接受常规洗牙治疗。

呼吸系统疾病 患有呼吸系统疾病的患者不应使用超声洁牙机，如呼吸抑制的患者、患慢性肺病的患者等，超声治疗中的喷水、喷雾会给这些患者带来危险。

急性炎症期 口腔局部软硬组织炎症处于急性期的患者（急性坏死性牙龈炎除外）应该待急性期过后再洗牙，以避免炎症延血液播散。

出血性疾病　患有各种出血性疾病的人，如血小板减少症患者、白血病患者、未控制的糖尿病患者、未控制的甲亢等的患者应该预先适量应用促凝血药物，控制凝血速度，以免洗牙时出血不止。

传染病急性期　患有某些急性传染病的患者，如急性肝炎活动期、结核病患者等，超声洁牙过程中产生的气流会传播疾病，因此应等疾病稳定后，才可到医院进行洗牙。

怀孕期间　孕妇应该在怀孕前接受彻底的口腔治疗，因为怀孕期间体内激素水平会增高，牙周组织更加敏感，若怀孕前未进行彻底的口腔治疗，孕期患口腔疾病的概率会增高，而怀孕期间（尤其是前3个月和后3个月）洗牙会使流产或早产的概率大大增加。

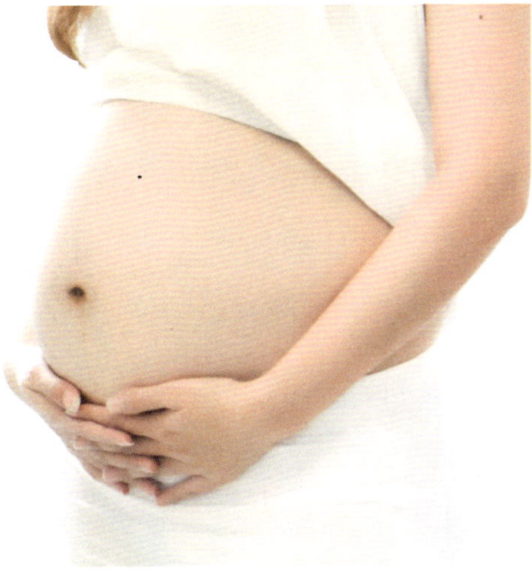

在日常生活中，人们经常是“谈洗牙而色变”，为什么会这样呢？人们对“洗牙”存在许多误区，今天我们来为“洗牙”辟谣。

谣言一：认真刷牙就不需要洗牙

有人认为每天认真刷牙，就不用洗牙了，这是不对的。因为菌斑的生成速度很快，在彻底清刷后的半小时内即会有新的菌斑形成，在30天内可达到最大量。更何况多数人并没有掌握正确的刷牙方法，只是根据自己的习惯进行牙齿的清洁，难免有些部位刷不到位，尤以牙缝处和下前牙里面为甚，久而久之即成为牙结石，而牙石不能通过自行刷牙去除，因此定期专业的洗牙还是必要的，而且最好半年到一年做一次。

谣言二：洗牙后牙齿会变白

有的人认为健康的牙齿是纯白色的，就像牙膏广告中模特的牙齿一样。事实上这是错误的。正常牙的结构是由外层较为透明的牙釉质，包含内层淡黄色的牙本质，牙釉质是高度矿化组织，因此能够透出部分牙本质的颜色。当经过完善的洗牙后，把这些沾上去的色素牙石很好地去除，牙齿就会显露其本身的颜色，即淡淡的黄色。

谣言三：洗牙对牙齿有损害

专业的洗牙对牙齿是没有损害的。正常的牙齿表面是一层牙釉质，它是人体最坚硬的组织，其硬度与水晶硬度几乎相当，因此完全可以忽略洗牙对牙齿造成的可能损伤哦。

谣言四：洗牙会导致牙缝变大

这种担心使很多人拒绝洗牙。实际上，牙石的堆积、牙龈的炎症会导致牙龈的局部肿胀填塞牙缝，而洗牙后去除了牙石，牙龈肿胀逐渐消退，所以牙缝就变得明显了。这是牙齿真实面目的还原，绝非洗牙所造成的。

谣言五：洗牙会导致牙齿敏感

牙石就像一层厚厚的棉袄，洗牙前紧紧包裹在牙齿的表面。通过洗牙去除牙石后，牙齿突然“赤身裸体”暴露在外界环境下，自然会产生种种异样的感觉。如果是健康的牙齿，这种敏感症状通常在洗牙后 1~2 周内会逐渐消失。

谣言六：洗牙会导致牙齿松动

洁牙并不会造成牙齿松动。有些人牙石量非常多，起到了一定的固定作用，当去掉这些牙石以后，没有了限制，就显得松动了。其实，牙石才是导致牙齿松动的真正病因。如果不消除牙石，牙齿只会越来越松，最终结局就是脱落缺失。

牙周疾病知多少

你知道什么是牙周病吗

牙周病，顾名思义，即发生在牙齿周围的疾病。其实牙齿周围的结构和树木差不多，我们不妨先来看看树木周围的结构：

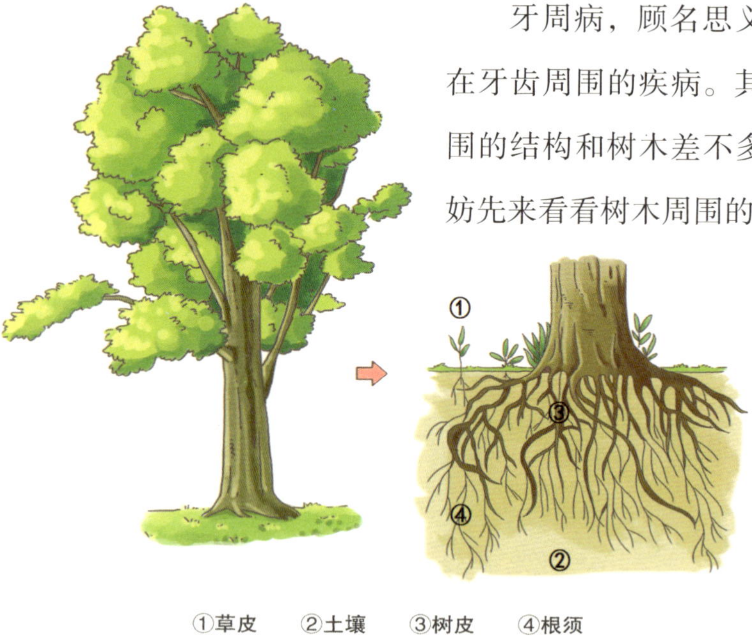

①草皮　②土壤　③树皮　④根须

从上到下，树根的周围依次有：草皮、土壤、树根皮及树根上的根须。我们再来看看牙齿周围的结构：

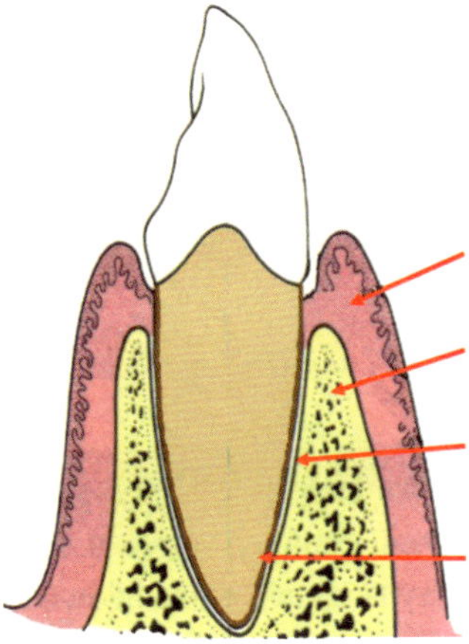

牙龈相当于树周围的草皮，而牙槽骨相当于是树周围的土壤，牙周膜相当于是根须，牙骨质相当于树皮，而发生在牙龈、牙槽骨、牙周膜及牙骨质周围的病变就称为牙周病。那么，我们来看看牙周病到底有哪些。

牙龈又“上火”了 “医生，我的牙龈又上火了，肿得好大，能给我开点降火的药不？”“我昨晚吃了火锅然后又去吃了烧烤，牙龈上火的厉害，您看，我的牙龈又红了！能给开点药不？”“最近经常熬夜，牙龈上火的厉害，痛死了，医生，您给我开点药吧！”

牙龈真的会“上火”？我们来看看“上火”的牙龈。

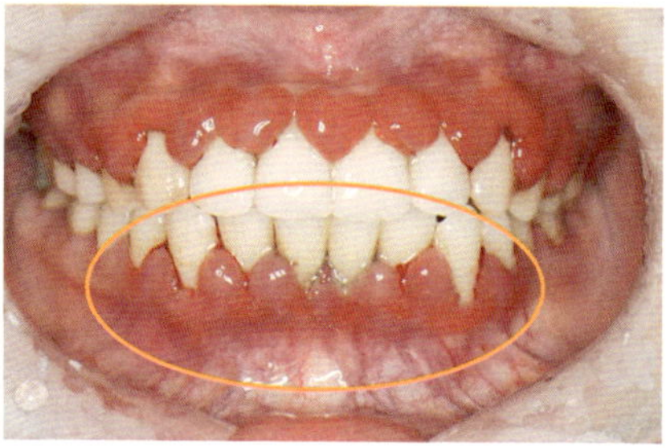

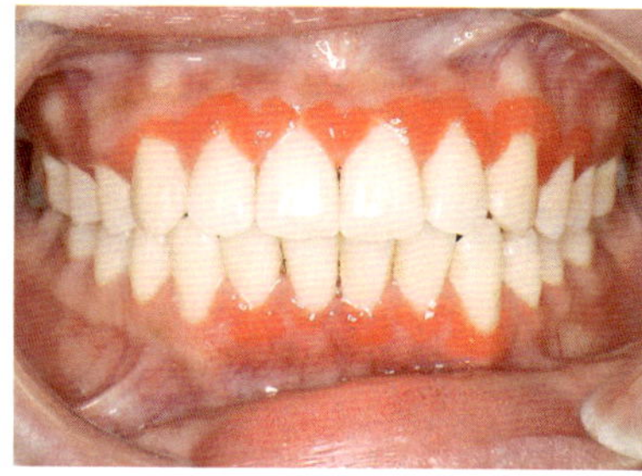

该患者因牙龈经常“上火”来院就诊，牙龈红肿的特别厉害，多处可见散在出血点，我们放大红肿处发现：红肿牙龈下面包着很多黑色、黄色的“脏东西”。而当把黄色、黑色的脏东西去除后，牙龈红肿就消退了，患者也认为不上火了，这说明了啥？

患者所谓的“上火”不是真正的“上火”，而是那些黑色、黄色的“脏东西”刺激了周围的牙龈，引起牙龈红肿，而这些“脏东西”是什么？这就是牙结石，上面分布了大量的细菌微生物，而这些细菌微生物才是引起牙龈红肿的主要因素，所以以后这种“上火”千万记得不能吃药，必须要找牙周科医生清理“脏东西”！

以后大家要记得，牙龈“上火”，不能吃药，要看牙医，清理“脏东西”！

牙周病怎么就找上门来了

“怎么我每天都刷牙，而且很认真，一天三次，还会得牙周病？”

对于牙周病，有人觉得非常困扰，因为总是会出现牙龈出血、口臭，甚至牙齿松动等现象。然而在牙周病初期，很多人并不能感觉有什么不适。那么，牙周病是怎么发生的呢？

牙周病的始动因素——牙菌斑，堪称牙周病的隐形杀手。

什么是牙菌斑？菌斑是薄而无色的物质，黏附于牙面，肉眼不易看清，尤其是患者自己更难以观察到。观察菌斑需要特殊的染色，如下图所示：

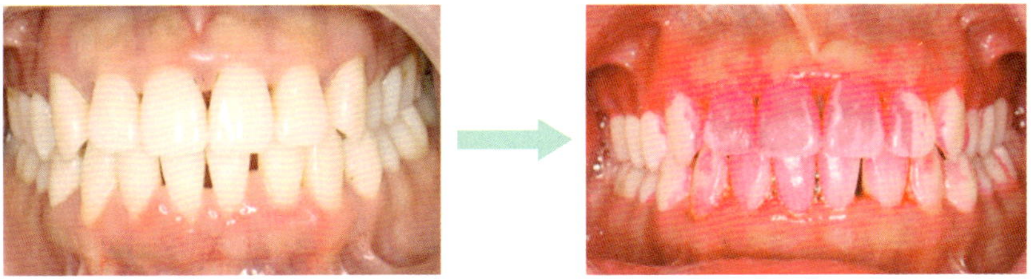

看着很干净的牙面上，通过菌斑染色后，我们看到红红的一片，那些都是细菌所在的地方，也就是牙菌斑。牙菌斑是指黏附在牙齿表面或口腔其他软组织上的微生物群。它由大量细菌、细胞间物质、少量白细胞、脱落上皮细胞和食物残屑等组成。用漱口或用水冲洗的方法无法把它去除，因此现在把菌斑看成是细菌附着在牙石上的一种复杂的生态结构，与牙周病的发生有密切的关系。

当牙菌斑聚集到牙面上时，细菌产生的毒素和其他有害物质会刺激牙周组织（即牙龈、牙周膜、牙槽骨），产生炎症。如果不加控制，任其发展，就可能发展牙周炎，引起牙槽骨的破坏，最终导致牙齿松动、脱落。

以下这些习惯让牙周病轻易找上你

刷牙不当　牙周健康取决于日常口腔卫生习惯，最重要的就是每天早晚两次刷牙,尤其是晚上。你真的好好刷牙了吗？民间自创刷牙手法有睡意蒙胧无力刷牙法、糟了起晚了胡乱怼几下刷牙法、自我感觉良好干脆就咕噜咕噜一下就好吧意念刷牙法等等，正是这些不正确的刷牙习惯，使口腔内细菌滋生、牙齿变黄，牙周炎症就很容易找上门了，而你也会为自己不良的刷牙习惯付出惨重的代价。

吸烟　吸烟一时爽，一直吸烟一直爽？天天吸烟的习惯让你感觉很过瘾，但是你的牙周马上就要遭殃了！烟草中含有

4000多种毒素，一氧化碳、毒性物质、致癌物亚硝基胺和成瘾的兴奋剂尼古丁等，真的可以说是“一口烟一口毒”。吸烟者口腔卫生一般较差，牙面菌斑沉积多，牙石形成增加，牙龈退缩。烟草中的尼古丁会刺激牙龈血管收缩、血流量减少，牙龈不红不肿，就会给你一种貌似健康的假象，其实这个时候你的牙龈牙周病变正在悄悄地侵蚀着你的牙周组织，牙龈退缩、牙槽骨吸收，你的烟斑牙会越来越松动，就像是一棵渐渐失去土壤保护的大树，摇摇欲坠。

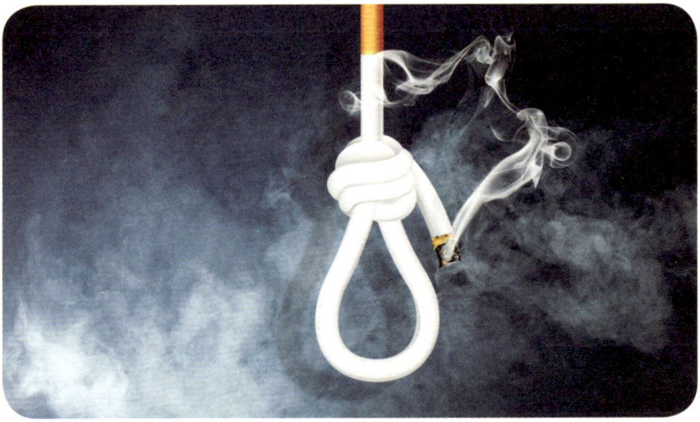

偏嚼习惯　它可以使非咀嚼侧牙齿表面堆积大量牙菌斑、牙结石，从而引发牙周病。同时咀嚼侧牙齿可出现严重磨耗，造成塞牙，引发或加重牙周病。

不良咬物习惯　咬嘴唇、咬笔、咬指甲等不良咬物习惯容易造成牙列拥挤不齐，使牙齿不能自洁，菌斑结石堆积，引起牙龈牙周的炎症。学龄前儿童钟情于“啃手指”，学龄期儿童爱“咬铅笔”，成年人用大门牙“开啤酒瓶”等等不良口腔习惯让牙齿无法乖乖地长在应该在的地方，使完美的弧形牙弓形态遭到了破坏，牙齿排列紊乱，平常的清洁工具无法将牙面、牙间隙的脏东西清理干净，久而久之，牙周疾病就不请自来了。

职业性习惯　如木匠咬钉子，乐器吹奏者的唇齿习惯，均可对唇颊、牙周膜及咬合关系造成一定影响。

口呼吸　口呼吸者的牙龈表面因长期外露，容易干燥，但是牙面缺乏自洁作用，容易导致菌斑堆积产生龈炎。

吐舌习惯　有些人常将舌头置于上下牙之间，或在吞咽时将舌前伸，顶住前牙。容易对牙齿造成过度的侧方力，导致牙齿倾斜移位，容易使前牙出现牙间隙、牙松动等。

牙刷创伤　牙刷选择不当或者刷牙方法不正确可引起牙和牙周软硬组织的损伤。硬牙刷可引起牙龈表面的糜烂或溃疡，牙龈退缩，根面暴露。

牙龈出血，这是一种病

大家是否有过这么一种体验：早起时口中一股血腥味，刷牙时出好多血，咬苹果等稍硬点的东西时也出血等等。

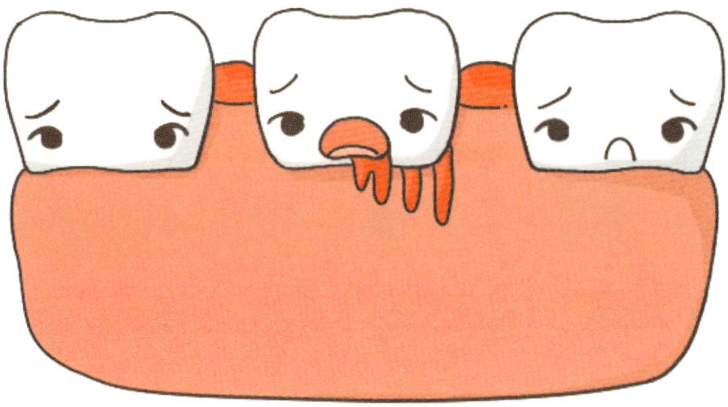

其实，这都是牙龈出血，这是牙周病的一种常见症状，这是一种“病”，发生在牙龈和牙槽骨上的疾病，现在我们就来聊聊这种“病”！

为什么牙龈会出血？我们先看看经常牙龈出血的患者的口腔状况。通常情况下，牙龈出血患者的牙龈红肿明显，牙面上有较多的白色软垢和黑色牙结石。

那么，牙龈红肿是如何形成的呢？其实就是牙齿上的菌斑微生物一直在攻击着我们牙肉内的血管，造成了我们牙龈红肿，这是不注意口腔卫生的结果。

此外，牙龈出血也可能是机体系统性疾病的“预警”，如血液病、肝硬化等，牙龈出血可以是最早期症状，牙周与全身健康密切相关。

牙龈出血，我们一定要重视起来，这是病，一定得治！

医生，我老塞牙，怎么办

“医生，我吃东西老塞牙，尤其是吃牛肉，弄得我现在都不敢吃肉了，能帮我把这个缝补起来不？”

“医生，我这牙缝越来越大了，现在吃啥东西都塞，我该怎么办了？”

能吃是福，但是吃完之后塞牙就不是什么好的体验了，不仅会产生疼痛使你不舒服，还会在口腔里发酵，产生口气。有的人可能以为年纪大了难免会塞牙，其实并不然，如果经常塞牙的话很有可能是牙齿在给你提醒，它出问题了。

塞牙其实就是食物嵌塞，多见于牙周炎患者或老年人。正常情况下，牙与牙之间紧密接触，不会发生塞牙。塞牙有很多种可能，有的是牙缝过大，有的是牙齿排列拥挤，有的是牙齿有洞等等。虽然塞牙疼痛不剧烈，但是也让人一直觉得很难受。

舌头定位、舌舔、手抠、牙签、疯狂刷牙，任你使出十八般武艺，罪魁祸首——塞牙的食物残渣，还是逍遥法外。

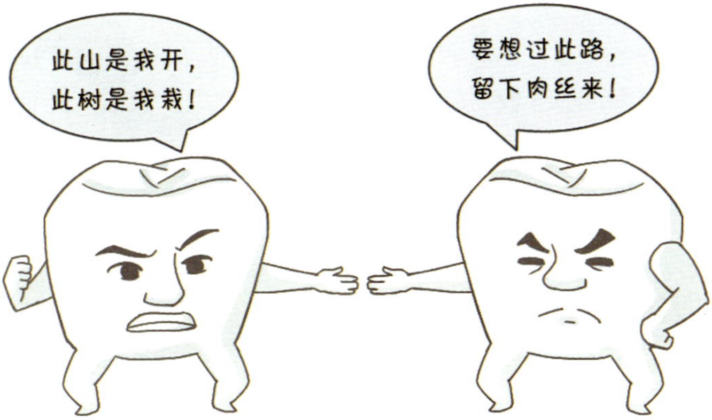

牙周病是塞牙的一大主要原因，一旦患上此病，牙龈退缩，牙根暴露，牙缝的出现就是给了食物残渣一个温室，同时食物残渣又容易滋生细菌，细菌又容易加重牙周炎，循环往复，更加加重嵌塞症状。另外，老塞牙会加重牙齿局部龋坏，使食物更容易嵌塞，形成恶性循环。

一旦塞了牙，千万不要强行用牙签剔出，否则会加重牙龈损伤，最好用牙线、牙缝刷等专业的辅助工具。同时我们要借助洗牙、龈下刮治等把脏东西全部清除干净，只有这样才能使病情不再加重。老塞牙的人，要尽快请医生检查一下原因是什么，并进行相关治疗。

口臭，让你输在起跑线上

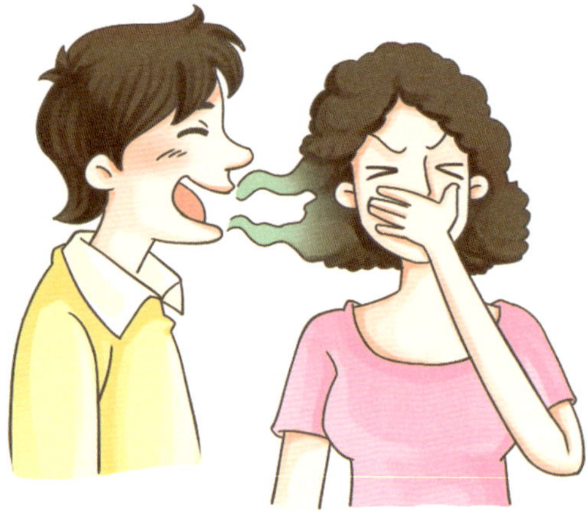

随着人们社交增多，对自身舒适度的要求提高，口臭已越来越成为大家关注的口腔问题之一。对于口臭的患者来说，时时刻刻都备受其影响。有些患者由于口臭都会影响到自己正常的社交活动，不敢面对面的交流，严重的甚至出现心理障碍。

每天嚼 3 包口香糖，每天刷 10 次牙，是不是就没有口臭的困扰呢？答案是否定的。

口臭可分为生理性和病理性。生理性的口臭常见于夜间晨醒时或饥饿时。此外，近期食用了某些特殊气味的食物，如大蒜、葱、韭菜等也可引起暂时的口臭。生理性口臭对我们的健康是没有影响的。

病理性的口臭又可以分为口源性和非口源性，其中 80% 为口源性口臭。源自口腔内的口臭主要是由于我们口腔内大量的细菌分解口腔内滞留的食物残渣等所引起的。因此，清除和减少口腔内的细菌，保持口腔清洁是消除口臭的重要方法。从这个角度来说，刷牙可以减少口臭的发生。但是口腔内的细菌一旦没有及时清除就会和唾液食物残渣等矿化形成一层坚硬的牙结石。牙结石通过日常的刷牙是无法清除的，必须由专业的牙周科医生进行洁治，即洗牙才能清除。此外，一些口腔的疾病如牙周炎、龋齿、冠周炎，不良修复体等也会加重口臭。若出现了上述情况的口臭问题,您就是每天刷 10 次牙也解决不了哦!

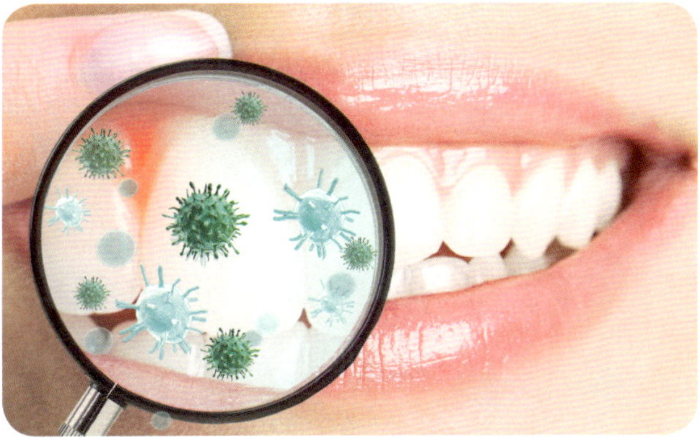

非口源性口臭是由于身体其他部位或系统的异常所产生的异味，如耳鼻喉疾病、胃肠道疾病及一些代谢异常性疾病等均可引起，对于这些原因我们就需要相关科室的医生进行专业的诊治了。

口腔溃疡早知道

口腔溃疡会癌变吗

口腔溃疡，俗称“口疮”，在人群中发病率很高，平均每五个人中就有一个曾经至少发过一次溃疡。口腔溃疡大致可分为轻型复发性阿弗他溃疡、重型口疮、创伤性溃疡、疱疹性溃疡和癌性溃疡。临床上以轻型复发性阿弗他溃疡较为多见。

轻型复发性阿弗他溃疡以周期性反复发作为特点，可以自愈，不会传染，但具有一定的家族遗传性，任何年龄和性别都可能发病，发作期间疼痛明显，妨碍饮食及言语，有些患者这边好了那里发，此起彼伏，没有间歇期，非常影响生活质量。目前病因不明确，可能与自身免疫、遗传、激素水平、生活习惯、饮食、精神压力、作息等有关。值得一提的是，刚开始戒烟的人群易患此病。此病没有根治的办法，目前治疗主要以减少复发次数，延长间歇期，减轻疼痛，促进愈合为主要目标。但此类溃疡不会癌变，平时注意保持口腔清洁，生活起居规律，保证充足睡眠，保持大便通畅，饮食均衡可以减少溃疡的发生。

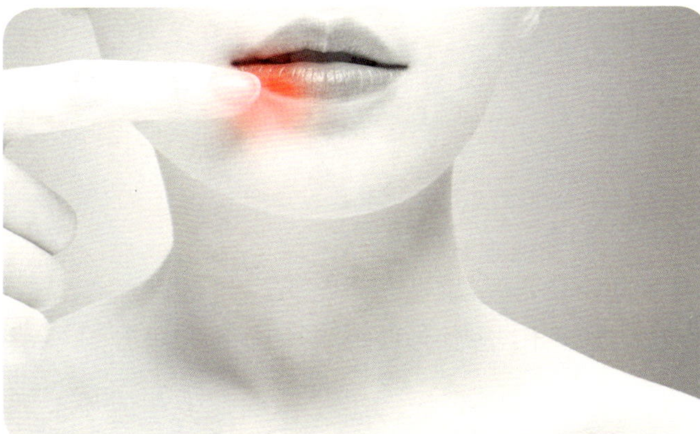

重型口疮也是复发性阿弗他溃疡中的一种，这类患者溃疡面积大且深，似“弹坑”，溃疡持续时间可长达 1~2 个月，愈合后可留下较大的瘢痕和组织缺损，发于口角、软硬腭交界处、舌腭弓等处。此类溃疡患者一般需要来医院就诊，密切观察，进行局部封闭疗法 + 全身免疫治疗来促进溃疡愈合并尽可能减少复发次数。

创伤性溃疡是由外界刺激（物理性、化学性或机械性刺激）

引起的病因明确的口腔溃疡，比如刷牙时不慎损伤；婴儿吸手指、玩具等；残根残冠，锐利的牙尖；强酸强碱灼伤；开水烫伤等。这类溃疡只需去除刺激因素 + 局部外用药物促进溃疡愈合即可。如若刺激长时间得不到去除可能会引发口腔癌。

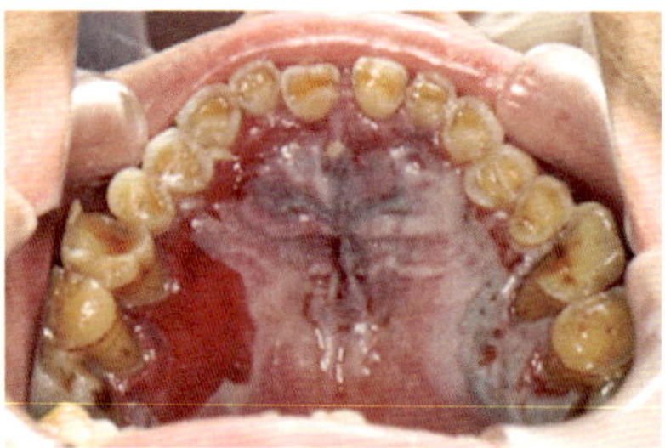

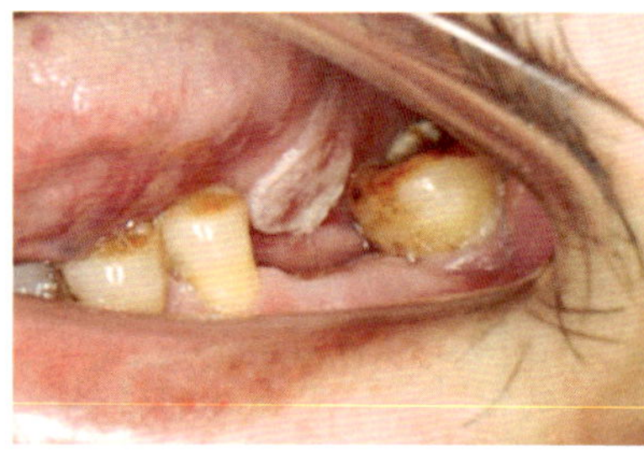

疱疹性溃疡是由疱疹病毒感染所引起的口腔黏膜溃烂，一般发病之前有全身感冒症状，比较喜欢发生在牙龈上面。这类溃疡一般 1~2 周可以自愈，没有癌变的可能性。

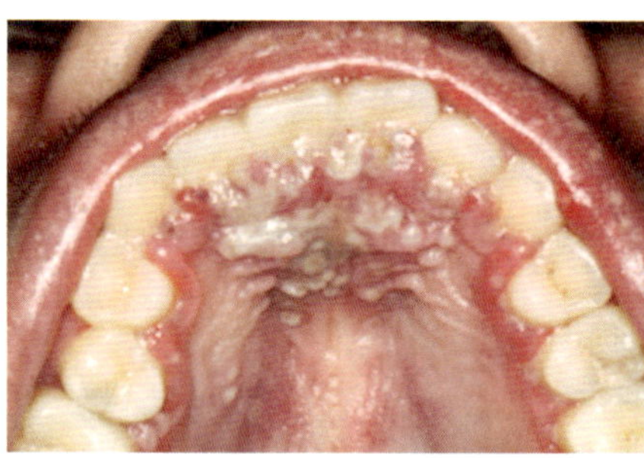

癌性溃疡不能自愈，表面可以是菜花状或火山口状，溃疡边缘一般有隆起发硬，后期可能伴有出血的现象，一般单个发

作，生长速度快。

很多患者就诊时会非常焦虑和疑惑，经常会有一些问题，这里归类如下。

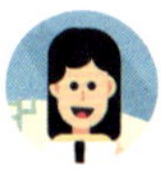

能给我抽血化验，看看我体内缺什么吗？

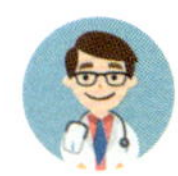

这类溃疡可以直接通过肉眼和临床症状、病史来确诊，并且这类疾病目前病因不明确所以也没有相应的化验可以做，只有当医生怀疑这个溃疡可能癌变时才会进行相应的病理检查。

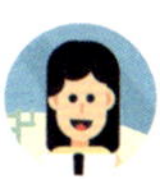

可以治好吗？会复发吗？

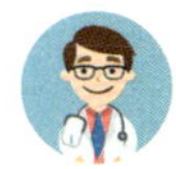

这个疾病是由多种不确定因素导致其不时发作，难以寻找其中因果关联，就如同感冒，永远无法治愈。你需要正确认识，放松心情，规避一些可能风险（如熬夜、精神压力、口腔卫生等），以减少疾病的发作。

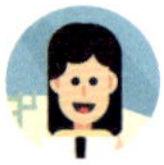

会癌变吗?

如果溃疡是这里好了那里发，变换位置发作，不会癌变。如果同一个地方溃疡持续超过一个月需要注意，及时就医。

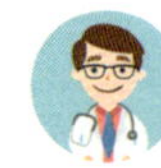

总结：大家不必太担心口腔溃疡，但也不能掉以轻心，对位置固定且长期不愈的溃疡还是需要到医院及时就诊以明确诊断，排除癌变。

不可忽视的口腔白色病损

口腔黏膜的白色病损有许多类型，这里面有很多是没有症状的。很多患者是在口腔诊所看牙，被医生发现才来就诊，或者照镜子时发现口腔黏膜发白来就诊。也有一些白色病损被列为癌前状态或病变，比如白斑、扁平苔藓、口腔黏膜下纤维化等。下面我们来总结一下都有哪些白色病损，相应的需要做些什么处理。

白斑　白斑被世界卫生组织（WHO）列为一种癌前病变，

以中老年男性多见。患者通常自觉病损表面粗糙、木涩，较周围黏膜更硬，有些会有热辣刺激痛、味觉减退等症状，它与吸烟、念珠菌感染、

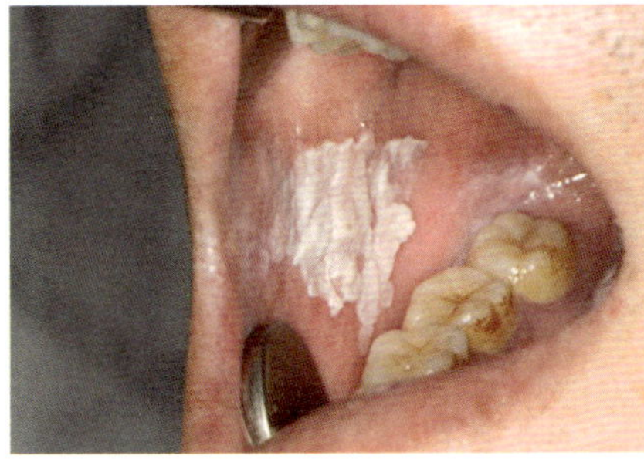

微量元素、脂溶性维生素缺乏等有关。按照病损的形态、性质可分为斑块状、皱纹纸状、颗粒状、疣状、溃疡状，临床上斑块状较为多见，颗粒状、疣状及溃疡状的癌变风险较高。值得注意的是，女性白斑癌变风险比中年男性要大一些。这类疾病的处理通常是能切除的尽量全部切除并送病理检查，并尽量去除刺激因素，如戒烟、禁酒，少吃烫、辣食物；去除残根、残冠、不良修复体等；针对白斑范围较大不能一次性切除的可以外用维生素 A 酸软膏，内服维生素 A 酸类药物。如果病理发现有癌变倾向的，应定期严密复查。

扁平苔藓　口腔扁平苔藓是发病率仅次于复发性阿弗他溃疡的常见口腔黏膜病，好发于中年人，女性多于男性。但现在发病年龄越来越年轻化，甚至有十几岁的小姑娘患病。它的病损大多左右对称，以颊部最为多见。患者经常以遇辛辣、热、酸、咸味食物刺激下疼痛不适就诊，临床根据病损基部

黏膜状态分型，分为非糜烂型和充血糜烂型。非糜烂型以白色斑纹或斑块为病损特征，线纹间及病损周围黏膜正常，无充血、糜烂。患者多无症状，或偶有刺激痛。充血糜烂型除白色病损外，线纹间及病损周围黏膜充血、糜烂或溃疡。患者有刺激痛，自发痛。

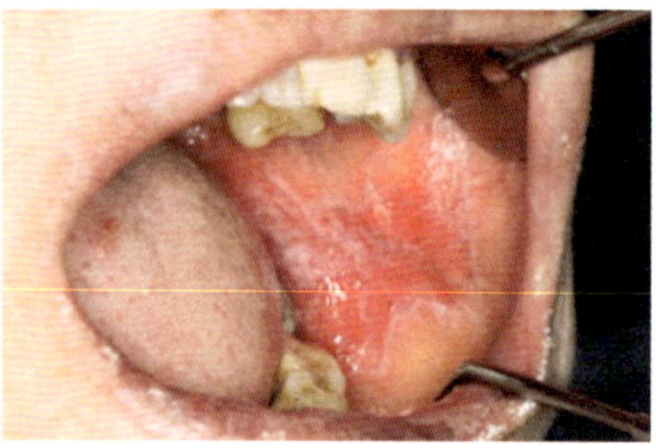

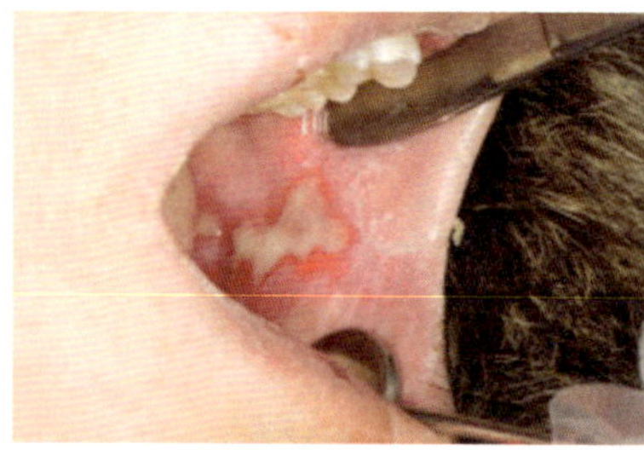

扁平苔藓目前也没有根治的方法，但是临床实践发现身心调节在治疗中是有积极作用的，所以身心调节在扁平苔藓的治疗中越来越受到重视。应加强沟通、调整心理状态，同时注意调节全身状态，如睡眠、月经状况、消化道情况等。针对糜烂型扁平苔藓，需要引起重视。因为长期糜烂病损有恶变现象，WHO 将其列入癌前状态。应及时到专业的、可信度高的医院就诊。切勿相信一些可以治愈此类疾病的虚假广告，以防上当受骗。

白色角化病　又称良性角化病，是病因明确的疾病，由长期的机械性或化学性刺激所引起，以牙齿的残根、残冠，不良修复体或吸烟等刺激因素最为常见，也有些患者是因为错位的智齿摩擦导致的。表现为灰白色、浅白或乳白色的边界不清的斑块或斑片，不高出或略高于黏膜表面，表面平滑，基底柔软。一般没有自觉症状，有些会有干涩、粗糙等感觉。这类疾病需尽早去除刺激因素，观察。如若不去除，局部刺激因素也有可能转化为白斑或口腔癌，所以此病也被称为癌前白斑。

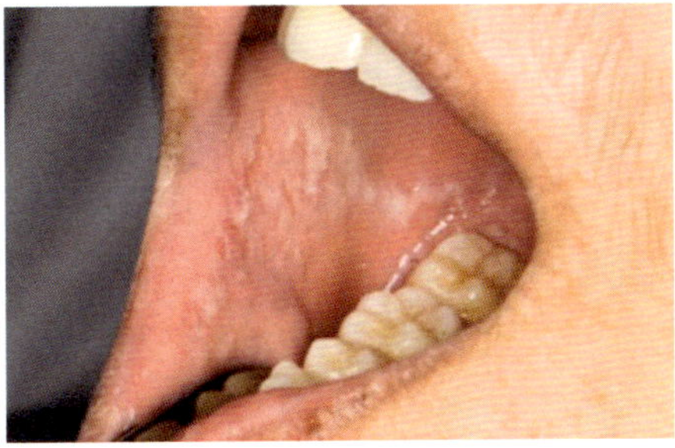

白色海绵状斑痣　是一种原因不明的遗传性或家族性疾患。病损表现为灰白色的水波样皱褶或沟纹，有特殊的珠光色，表面呈小的滤泡状，形似海绵，柔软，具有正常口腔黏膜的柔软与弹性。皱褶有时可以刮去或揭去，揭去时无痛，不出血，底下黏膜正常，一般无须处理。

槟榔引发的口腔疾病

槟榔是一级致癌物，盛产于湖南湘潭。已证实与口腔癌具有高强度相关性。在我国，咀嚼槟榔的人群主要集中在湖南、江西等地。那么为什么这么多人爱嚼槟榔呢？因为它能提神、让人有饱腹感。所以我们遇到的很多患者都是货车司机。

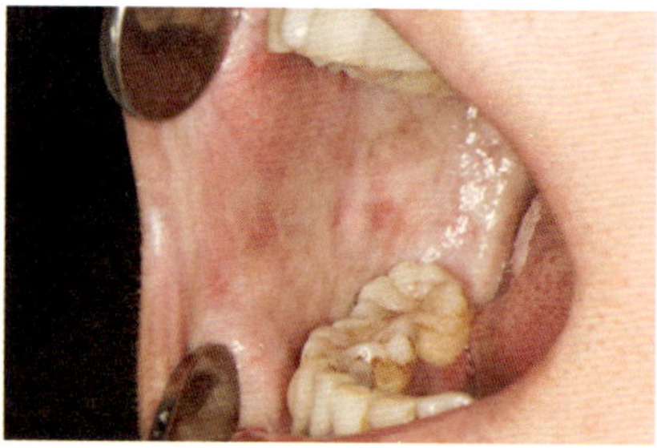

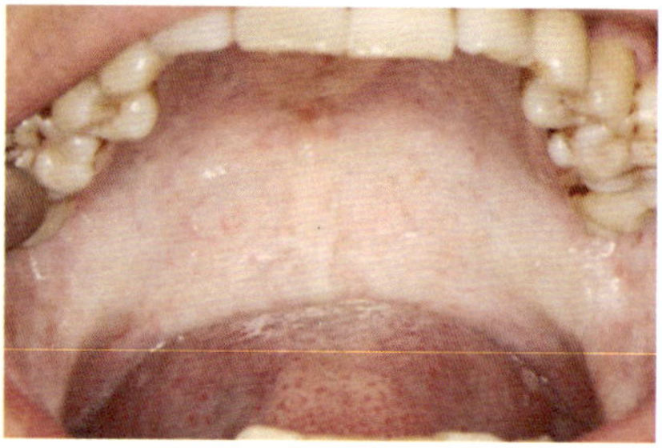

长期咀嚼槟榔首先会导致口腔黏膜下纤维化，这是一种慢性进行性具有癌变倾向的口腔黏膜疾病，主要表现为进食刺激性食物疼痛、进行性张口受限、上腭起疱，更有甚者是因为智齿发炎需要拔除，发现张口困难才来就诊。好发于30~35岁的男性，女性少见。这类患者非常痛苦，因为嘴巴张不开，不能吃辣椒，这会完全颠覆一个湖南人或江西人的饮食习惯。更讨厌的是，这是一个不可逆转的疾病，就像蛋白质热变性一样，再冷却也回不去，一旦患上就终身跟随。我们能做的也就是在黏膜下方打封闭针，来缓解一些症状，并且劝阻患者咀嚼槟榔，远离辣椒、烟、酒等因素，因为这些因素可以加重黏膜下纤维化。

疾病如果再往下发展就是口腔癌，到时候可能需要切掉脸颊，切掉舌头才能保住自己的命。

所以在这里，郑重警告大家珍爱生命，远离槟榔。

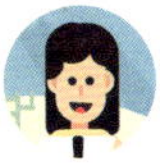

为什么我朋友他们也嚼，怎么他们没有得这个病?

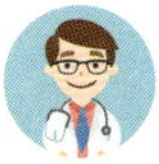

这个问题有点像是说，流感期间，为什么别人感冒而我没有?人与人个体差异很大，槟榔已经是这个疾病的明确病因了，关键还是一级致癌物质。我们不能存有侥幸心理，一旦罹患，对于你个人及家庭都是灾难。

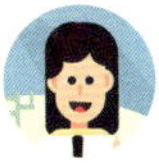

我才嚼了一个月怎么就这样了?

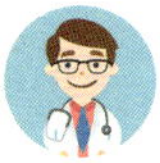

嚼的时间短预后更好一些。

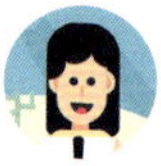

治得好吗?

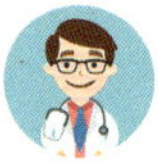

可以缓解症状，预防癌变。不能完全恢复正常。

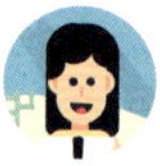

我现在怎么办?

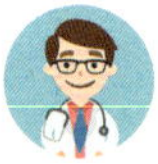

积极配合治疗，戒烟戒酒戒槟榔、戒辛辣刺激食物。槟榔并不像烟那么难戒，没有太大的瘾。

PART 4

老年篇（60 岁以上）：定期口腔检查，关注牙列缺损

112 定期去口腔医院看医生

115 老年人的义齿

125 人类的第三副牙齿来了

定期去口腔医院看医生

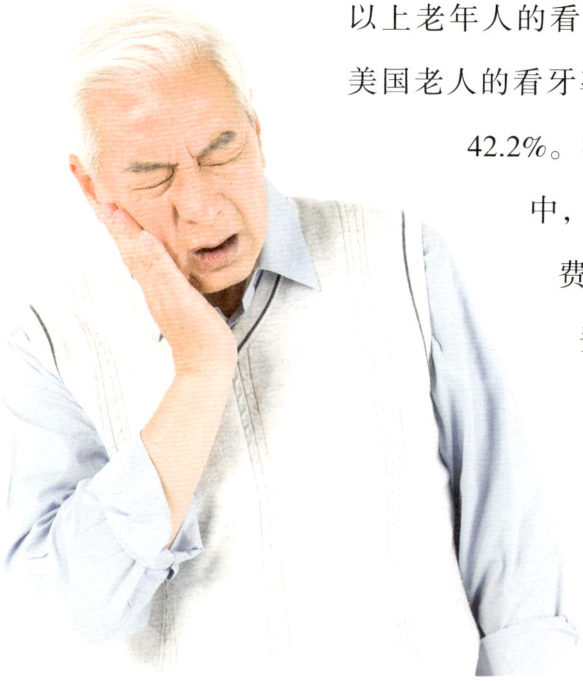

据调查表明，2017年中国60岁及以上老年人的看牙率仅为20%左右，而美国老人的看牙率在2015年已经达到了42.2%。在看过牙的中国老年人中，他们每年承担的看牙花费仅占老年人全年所有消费的4%上下。而另一份由中国疾病预防控制中心慢性非传染性疾病预防控制中心做出的调查却显示，我国60岁及以上老年人平均失牙10.7颗。两份调查相结合，可以发现，我国老年人失牙状况非常严重，但看牙率却很低。

这是为什么呢？老观念“牙疼不是病”是一个根深蒂固的原因。近年来，越来越多的年轻人，尤其从国外归来的年轻人意识到口腔健康的重要性，开始定期看牙，但是老年人看牙的意识却始终偏低。

在欧美国家，看牙已经成为一种习惯。很多家庭，从小就定期接受牙医检查，即使没有口腔疾病，也做洗牙、美白之类的治疗。但是，咱们中国的老人却长期受一些老观念的影响，直到现在，很多老年人仍然认为牙疼不是病，疼得受不了或者吃不了东西的时候才不得不去看牙。

甚至一些老年人觉得，与糖尿病、高血压、心脏病这些疾病相比，牙疼不会直接危及生命。疼的时候，忍忍就过去了；掉一两颗牙，照样能吃饭，影响好像也不太大。所以，就不着急看牙，等牙齿都掉得差不多了，或者掉光了，再来镶牙也不迟。

但从老年人的角度来说，牙疼、掉牙，除了影响口腔健康，还会影响食物咀嚼、营养摄入，对老年生活质量起到了很大的负面作用。

很多老年人的第一次看牙经历就是镶牙。这些老人走进医院时，牙齿的缺失率通常已经很高了。很多老人觉得镶一次牙花费几千块钱，太过奢侈，这也是老人们看牙率偏低的重要原因。所以当老人听到或者看到保健品对牙齿好，甚至能治牙痛的广告时，自然就动心了，然而临床上医生也经常会碰到一些老人家吃了某些保健品反而牙齿问题更重了的情况，这时候再进行治疗或修复，既增加了费用，又加重了老人的痛苦，同时也会影响到治疗的效果。

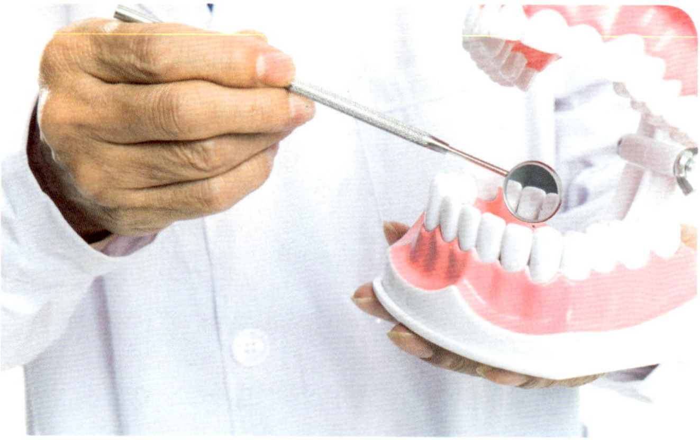

所以，专业的事情请交给专业的口腔医生吧，各位年轻朋友，请善待家中老人，定期陪同老人进行口腔检查，听取医生的专业意见，牙齿有问题及时处理，才能做到真正的老有所养，病有所医！

老年人的义齿

我们来聊聊全口义齿

用于无牙颌患者的假牙就是全口义齿。简单说就是口中的牙齿全部掉光后给患者制作的假牙。全口义齿是无牙颌恢复最简单最经济的一种方式。

我们知道，随着年龄增长，口腔内的牙齿会出现各种问题，例如龋病、牙周病等。最初我们会通过各种治疗方式尽量保留患者的牙齿，不能保留的牙齿最终只能拔除，有时患者没有进行治疗，最终使得牙齿脱落，随着缺牙数目的增多直至口腔内一颗牙齿都没有。这种一颗牙都没有了的情况我们称为无牙颌或牙列缺失。牙齿全部掉光之后会产生众多的不良影响。首先是咀嚼功能基本丧失，没有牙齿无法咬碎食物，基本上吞咽流质饮食，这样会增加胃肠道负担，并且造成营养摄取不足，进而影响全身健康。其次是缺牙后对美观和发音功能造成影响，缺牙后面部软组织缺少牙齿的支撑而塌陷，会出现皱纹增加、嘴角下垂、面容苍老等症状，除此之外还会出现口齿不清、发音模糊的现象。

什么是全口义齿 全口义齿由人工牙和基托两部分组成，靠义齿基托与无牙颌黏膜组织紧密贴合及边缘封闭产生的吸附力和大气压力，使义齿吸附在上下颌牙槽嵴上，恢复患者的缺损组织和面部外观，恢复咀嚼和发音功能，义齿基托覆盖下的黏骨膜和骨组织承担义齿的咬合压力。

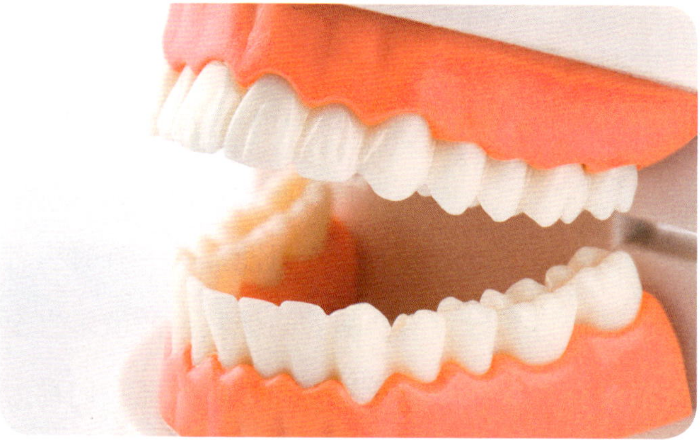

什么情况下可以制作全口义齿 一般情况下，在牙齿缺

失后的 3 个月左右就可以开始制作假牙了。要记住，不是从最后一颗被拔除或者脱落的牙齿开始算的 3 个月。因为随着缺牙时间的延长，口腔内的牙槽嵴也就是我们的牙床会发生吸收，吸收太多的牙床制作的全口义齿容易不稳，甚至容易脱落，可能需要增加种植牙来稳固全口义齿，所以建议患者们缺牙后尽快制作假牙。

关于全口义齿的制作过程 因无牙颌患者的口腔特点，全口义齿的修复制作对口腔医生的要求相对较高，一般患者需要就诊四次左右才能完成全口义齿的制作。第一次就诊时制取印模，第二次就诊时确定上下牙齿的关系，第三次就诊时试戴半成品的假牙并进行调改，第四次就诊时就可以带走假牙了。

关于全口义齿的调改和更换 全口义齿制作完成后，并不是意味着治疗的完全结束。每一副全口义齿戴入患者口内，患者都有个适应、磨合的过程。刚开始戴全口义齿时可能会出现口水变多、恶心、发音不清、牙床疼痛、咬腮帮子等等现象，这些都属于假牙使用过程中出现的正常现象，不用太过担心，只需要预约医生进行复诊对假牙的局部进行调改就可以了。每位患者口内条件不一样，对全口假牙的适应周期不一样，需要调改的次数也不尽相同。

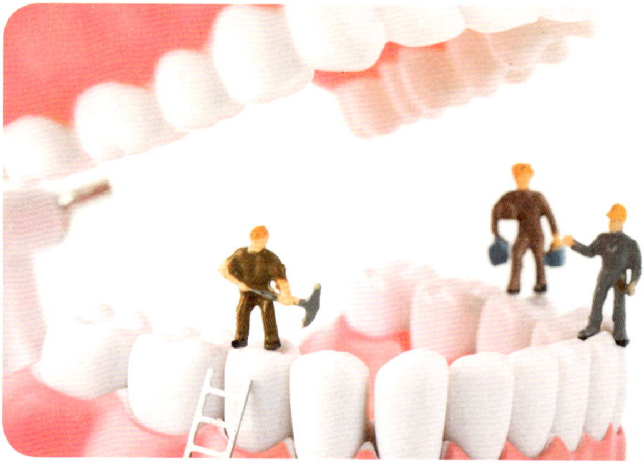

全口义齿一般的使用寿命是 5~6 年，因为随着患者口内牙槽嵴（牙床）的萎缩，假牙可能没有当初制作时那么稳固，会出现容易脱落的现象，这时候就应该重新制作一副全口义齿了，但是如果患者感觉假牙使用情况良好，没有很明显的不适，也可以使用更长的时间。

可摘义齿也叫活动义齿

随着年龄的增长，几乎每个老年人都患有不同程度的口腔疾病，年轻时的“虫牙”到老年往往因龋坏严重而拔掉，除此以外牙周病也是造成缺牙的常见原因。

缺牙不但造成咀嚼的不便和不自然，更直接影响人体的身体健康和生活质量。患牙拔除后，在牙列中间留下了空隙，容易嵌塞食物，时间久了就会发生龋病和牙周病，而与缺牙空隙相对应的牙齿会伸长，导致牙根部暴露而影响其稳固程度。因此，缺牙后还是要及时修复。

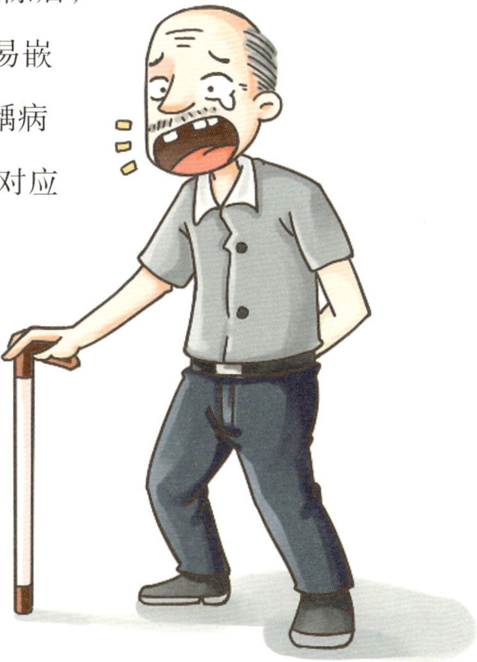

义齿的分类 固定义齿：如果缺牙数目少，缺牙区前后都有稳固的余留牙，同时全身健康状况及经济条件也较好，可以考虑装固定义齿或种植义齿。它几乎能当作真牙一样使用，平时也不需特殊处理，像其他牙齿一样清洁即可。患者感觉舒适，咀嚼有力。如果缺牙数目多，或缺牙区后端无余留牙，可以选择种植义齿和活动义齿两种，但种植牙费用相对较高。活动义齿具有便于清洁、美观价廉等优点，现在除了传统的塑料基托外，高强度的钴铬合金钢托牙、纯钛金属托牙和不露钢丝的隐形义齿的出现，也大大改善了传统活动义齿的舒适性、美观性。

义齿的制作材料　理想的义齿材料应是对患者口腔黏膜及口腔无毒、无刺激、不导致过敏反应和无致癌性的物质；性能稳定，不易变形、老化；同时，还应力求美观，耐用，重量轻，易加工，价格低廉等。

其中纯钛支架就最受医生们的青睐。钛金属具有良好生物相容性，在唾液中较稳定，不易被腐蚀，不会游离出金属离子，在口腔内不会有金属味道的感觉，不造成味觉干扰。钛的比重小，它的比重是金合金的1/4，钴铬合金的1/2，因而纯钛制作的义齿重量会轻很多，可以减小口内余留组织的负担，同时具有较好的舒适性。钛金属是非顺磁性金属，与通常用的钴铬合金、镍铬合金相比，在做磁共振检查时，产生的伪影极小，对磁共振检查的影响很小。多数情况下，在做头部磁共振检查时可不必取出纯钛义齿。但是其制作难度较大，同时费用也较高。

制作活动义齿时，患者需配合医生进行2~3次的复诊。第一次就诊时，医生会根据患者的口腔情况提供修复方案，当患者确定方案后，患者需配合医生拔除影响活动义齿修复的患牙（松动牙、残根等）。同时医生可能需要在患者基牙上制备提供活动义齿固位的支托凹，再取模，进行颌位记录。若患者缺牙过多，则需要第二次复诊，试排牙，调整咬合关系后送到加工厂制作最终的活动义齿。每次复诊间隔一般为十天左右。

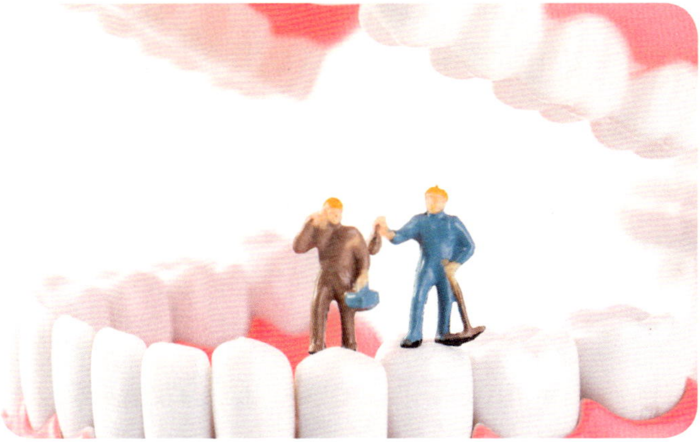

活动义齿使用注意事项 一般义齿承受的力为 2~3 千克，因此最好不要吃各种带硬壳的东西。糯米、软糖之类黏性的食品要少吃，防止将义齿粘住后脱离牙床。进食此类食物时最好少量多次咀嚼。不用门牙部位的义齿啃咬食物，以防止义齿脱落。保持义齿的清洁卫生，每餐后刷牙清洗，睡前一定要摘下泡入冷水中，以免不慎将其吞咽或误入气管，造成严重不良后果。早上洗刷干净再置入口中，洗刷时应放点牙膏用牙刷顺齿缝刷净。义齿在初戴 1~2 周内若有疼痛、不适，应及时复诊。所有义齿都不能自行修理。活动义齿使用 5 年以上通常需要更换。义齿有问题，不要勉强使用，以免损伤天然牙或口腔内的其他组织。如有断裂、磨损时应及时修补或更换。如果义齿脱落、折断或缺损，应将全部断块带来医院检查，进行修补。附有不锈钢丝卡环的义齿，应顺着一个方向戴，不可使用强力推压。取出时，上颌的义齿应用示指尖钩住卡环往下拉，下颌的义齿应用拇指尖顶住卡环往上推。初次摘戴义齿时应耐心练习，不要用力过猛，摘义齿的时候最好多拉取基托，而不是推卡环，戴义齿的时候注意不要用牙咬就位，否则容易使卡环或者义齿折断。不可用烫水、酒精、盐水、消毒液等浸泡，以免引起表面裂纹、粗糙、着色，甚至变形等。

初次戴用活动假牙可能会出现哪些问题

疼痛　初戴活动假牙时一般会出现软组织压痛或基牙疼痛现象，缺牙越多，越容易出现这种情况。而黏膜的压痛往往是由于假牙的边缘伸展过长、边缘过锐、假牙组织面有小瘤等情况所引起。出现这种情况时，患者应及时就诊，请牙医检查，不要自行修改假牙。需要注意的是，就诊之前，患者应至少戴假牙 1~2 天，使口腔内留下明显的压痕，这时再请牙医修改假牙，会更准确有效。

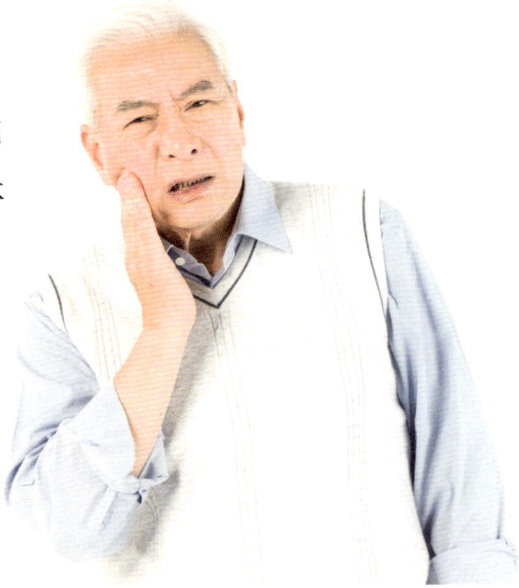

发音不清晰　假牙戴用后缩小了口腔空间，舌体活动受限，常有发音障碍，经过一段时间练习，多数人可逐渐习惯。如基托过厚、过大，则需调改基托，以改善发音。

恶心和唾液增多　戴活动假牙后，会有恶心、唾液分泌增多的现象，应请医生认真检查是否是假牙后缘伸展过多，必要时应做磨改。若非假牙原因，患者则需坚持戴用假牙，可逐渐习惯，这些现象即可消失。

摘戴困难　卡环过紧、基托紧贴牙面患者第一次戴用活动假牙，没有掌握好义齿摘戴方向和方法，均可以造成义齿摘戴困难。卡环过紧及基托紧贴牙面造成的摘戴困难可通过医生的调改解决。

如果是因为第一次戴活动假牙没有掌握好假牙摘戴方向和方法造成的，应耐心练习，按照医生的方法学会如何摘戴义齿。

活动假牙戴用一段时间后会有哪些问题

人工牙的咀嚼磨损　人工牙的咀嚼磨损发生于牙面，其表现为沟、牙尖被磨耗掉，犹如平板，使垂直距离变低，严重时可改变颞下颌关节正常位置，咀嚼食物时，颞下颌关节酸痛、乏力，出现颞下颌关节功能紊乱症状。咀嚼磨损与人工牙的种类有关，塑料牙的耐磨耗性能不如瓷牙和金属牙面。另外与饮食习惯也有关，如喜欢吃硬物、油炸食物的人，人工牙易于磨耗。

卡环变形　活动假牙的卡环多由钢丝弯制和金属铸造而成，经过一段时间的使用后会产生变形，失去固位性能，其表现是卡环与基牙无接触关系，假牙松动，容易脱落。修理时，应请牙科医生用牙科专用钳夹紧卡环。切勿自己修理。

基牙病变　基牙主要病变是牙齿龋坏和牙周炎，如果基牙龋坏过大，可使固位体失去固位作用，出现假牙松动或脱落。牙周炎可导致牙槽骨吸收，基牙松动，使假牙无法再继续使用。出现基牙病变时，应及时治疗患牙，对于不能保留的基牙，拔出后，假牙一般无法再继续使用，需要重新制作新义齿。

人类的第三副牙齿来了

感谢让我遇见你——种植牙

大家都知道口腔是我们消化系统的第一道关卡，牙齿是咀嚼食物帮助消化的重要器官，健康的生活离不开健康的牙齿。那么，问题来了，我们人类共有几副牙齿？

从出生后 6 个月起，随着下门牙萌出，到 2 岁半左右最后一颗乳磨牙萌出，我们便拥有了生平第一副牙——乳牙，乳牙在帮助婴幼儿发音、咀嚼食物、刺激颜面部发育等方面起到重要作用。

从 6 岁起，随着下颌第一磨牙（6 龄牙）的萌出，乳牙不断被恒牙替换，直到 12 岁左右，第二磨牙完全萌出，我们便有了第二副牙齿——恒牙，也是人类的最后一副天然牙。恒牙对于语音、切割研磨食物不可或缺，因为牙齿对容貌影响较大，从而也会影响成年人的工作、学习及社交，牙齿不好会产生严重的身体甚至心理疾病。

一般人认为父母给的恒牙应该伴随我们终生，但现实情况却并非如此。我们的牙齿常常因为生活中的磕磕碰碰等各种原因导致的外伤性损害、缺失，或因为不爱刷牙、不认真刷牙、不会刷牙导致的牙齿腐烂（俗称虫牙）、松动（牙周病）而丢失，或因为先天缺失等，我们的牙齿总会因为这样或那样的原因离开，让我们缺牙、痛苦、难堪。我们的牙齿虽然来得容易，但维持终生不易，因此世界卫生组织才会在 2001 年提出“8020 计划”，即 80 岁老人还要有 20 颗能正常使用的牙齿。

牙齿一旦缺失，我们将面临的是不完美的生活和缺憾的人生，更多人选择把缺失的牙齿修补起来。传统修复缺失牙的方式就是利用口腔里现有的条件进行修修补补，要么是活的（可摘义齿），要么是死的（固定义齿），这些牙齿替代品（假牙）都是借力于剩余牙或牙床来起作用的。一直以来，这种类型的假牙为我们广大缺牙朋友对付着不能吃的生存问题和不敢笑的面子问题。

传统固定假牙虽好，但一个篱笆三个桩，缺一颗牙至少需要一边一个牢固的邻牙来帮忙，这样既增加了邻牙的负担又对邻牙有一定的损伤（需要打磨这些帮忙的牙齿为做牙套留出空间），而末端缺失的牙齿还面临只有左邻没有右舍的尴尬。有没有一种可以不用损人利己，自力更生，独立自主行使功能的修复方式呢？有，这就是种植牙。

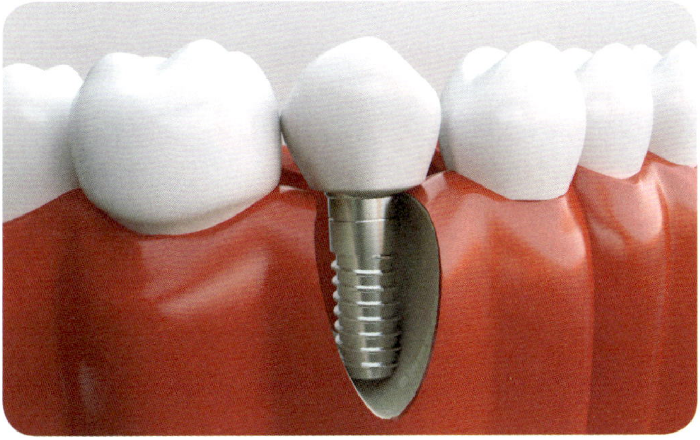

什么是种植牙？首先，种植牙是假牙的一种形式，是通过医生将纯钛金属“牙根”——种植体植入到缺牙部位的牙床里，等待3~6个月的生长融合期，待“牙根”与牙床长牢后，再将私人订制的烤瓷牙或全瓷牙安装到种植牙根上，即完成了种植牙的过程，这种长了“根”的假牙就是种植牙。从此您又可以吃嘛嘛香了。

考古发现，公元前600年就发现有“种植牙”的迹象，但直到20世纪60年代，被称为“种植之父”的瑞典Branemark教授才开启了现代种植的新纪元。20世纪80年代，牙种植技术引进国内，近20年得到飞速发展。种植牙虽为假牙，但因其有独立的牙根扎根于牙床，从形态、功能上更接近天然牙。可以说，和真牙比它是假牙，和假牙比它更像真牙。如果全口牙都没了，只有通过种植牙技术才能获得一副既美观又好用的固定假牙，这副牙又被赞誉为“人类的第三副牙”。

种植牙一开始就是为解决全口牙缺失的患者想安装固定假牙而设计的。随着种植牙技术、材料、设备的发展，种植牙能解决更多的缺牙问题，无论是全口缺牙，还是局部缺牙，或者单颗牙缺失，经过半个多世纪的研究和临床证实，种植牙技术

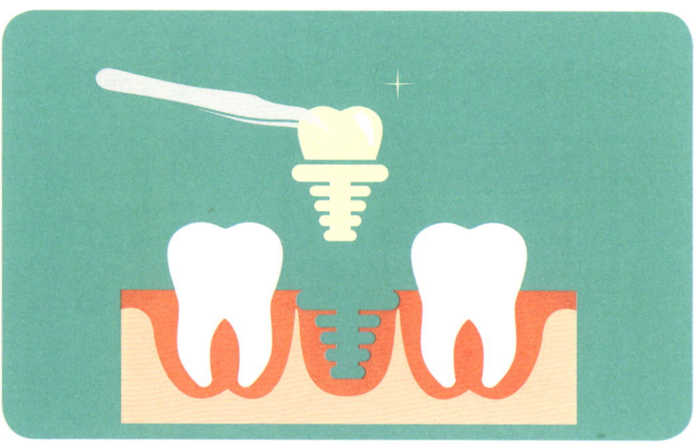

已经和传统的镶牙技术、拔牙技术、补牙技术一样成熟可靠和值得信赖!

种植牙与传统镶牙最大的区别在于它是有“牙根”的，这个人工牙根完全可以支撑“新牙”正常行使功能，而不需要破坏其他的天然牙。因此要获得一颗种植牙，首先要通过一个小手术将人工牙根植入到缺牙区的牙床里，而牙床包括了牙肉和牙床骨两种结构，这两部分组织对种植牙长期存活至关重要，就好比种植水稻需要泥土和水源一样，缺一不可。土地肥沃，水源充沛的地方种植水稻容易，产量高。同样，骨质量好的缺牙区种植牙简单，长期效果好。那么，因为牙周病、外伤、肿瘤或先天缺失牙导致的种牙区骨量不够的话，能不能种牙呢？理论上讲，只要缺失牙就可以考虑种植牙。在水土流失的岩石地上种植作物就要先培土，等待土壤条件合适了种植就变得简单了。同样，少骨少牙肉的位置要种植牙也要通过手术的方式先“补骨、补肉”，等条件改善了，种植牙也就水到渠成了。

现在，随着对种植牙的需求越来越多，人们对种植牙的要求也越来越高。不仅仅要求牢固好用，还要求美观逼真，尤其是门牙缺失的朋友；不仅要求美观耐用，还要求越快越好，“即拔即种”；不仅要求快，还要求微创没有痛苦；不仅要求多快好省，还要求不能有“缺牙空窗期”。为了更好地帮助缺失牙朋友实现他们的愿望，减轻他们的痛苦，临床上应运而生了更多的新技术，如软硬组织增量技术帮助实现红白美学要求；即刻种植即刻修复技术帮助节省时间减少痛苦；数字化导板、导航技术帮助精准手术实现微创；椅旁计算机辅助设计、制作（CAD-CAM）技术，3D 打印技术帮助实现数字化时代高品质修复要求等等。

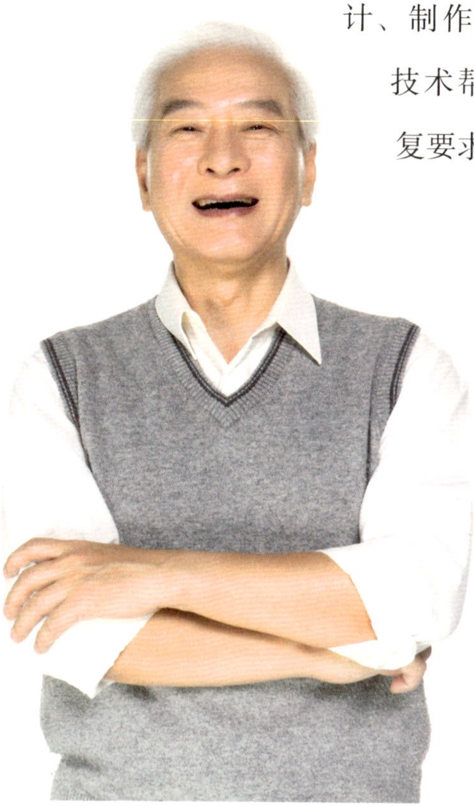

种植牙技术作为现代口腔医学革命性技术之一，为广大缺失牙朋友带来了福音，对那些不幸“下岗”的牙齿，有希望失而复得。拥有一口健康的牙齿已不再是梦想，“健康牙齿，美丽人生”不再是口号。遇到种植牙，您可以吃得更香，笑得更灿烂！

为什么要种牙

现在很多患者来院就诊时说的第一句话就是：“医生，你帮忙看看我要不要种牙？”

这时我们不好马上回答。为什么呢？因为要不要种牙其实更多的是取决于患者个人意愿，不能光看是否属于种牙适应证。就种植牙的治疗适应证来说，只要是缺牙都可以考虑用种植治疗。当然，具体到每个人的话，还需要综合考虑很多其他的全身和口腔局部条件，以及患者的经济状况。而种植牙也只是固定镶牙、活动镶牙等众多的镶牙方式的其中之一，而不是唯一选择。

话又说回来，那为什么越来越多的朋友会选择种牙？这更多是种植治疗的优点改变了大家的选择。种植牙因为在为患者提供固定美观好用的修复方法同时，还能尽可能的不磨牙或少磨牙，从而达到保护天然牙的作用而受大众所青睐。

种就种呗，为什么还要我植骨

有的患者朋友来科室就诊时说：“我在外面看过了，别的医生说我种牙要植骨，为什么我这么年轻种牙还要植骨，我同事年纪比我大，都快退休了，他种牙都不要植骨，你帮我看看，是不是那个医生忽悠我。”

患者常有的误区是认为，老年朋友种牙更需要植骨。其实植骨与否更多的是由缺牙位置局部的骨量决定。影响患者拔牙后的骨量的因素有很多，包括拔牙的原因、缺牙的时间、邻近重要的解剖结构等。比如说牙周炎导致缺牙患者的骨量可能就比龋齿拔牙的患者骨量要差。一般来说，拔牙时间比较长的患者比拔牙后 3 个月就诊的患者植骨的可能性也会更高。这是因为拔牙后牙槽骨就会发生生理性的骨吸收，经年累月，骨量会越来越少，所以一般拔牙后 3~6 个月就应该就医，修复缺失牙。当然，我们缺牙的位置也对植骨与否有影响，在前牙区种牙时植骨的比率会比较高。上颌后牙因为上颌窦腔的影响也存在需要植骨的可能。

由此我们可以看出，种牙是否植骨和年龄并不直接相关，主要是与缺牙原因和时间，以及缺牙位置和患者的邻近的解剖结构相关。而最终评估是否植骨，我们是不能光凭肉眼口内检查判断的，需要借助影像检查（主要是牙科 CT）来测量种牙位点骨量。所以，现在种牙前的影像检查已经是一个术前的常规项目了。

被忽略的种植牙维护

对每一位种植牙的患者朋友，医生给其戴完牙后都会交代后期如何自我维护，同时预约好下次复诊检查。我有这样的经验，虽然都会按常规交代医嘱和复诊时间，但能想起来复诊的朋友不及半数，大抵是大家都太过忙碌，好在基本上每一位患者朋友都留过联系方式，少不了电话通知，有的患者虽然说话很客气，但就是请不来，倒弄得医生尴尬起来，患者看到催得那么紧，认为别是有所企图吧？

显然，作为种植医生，我需要获得患者朋友口内种植义齿的使用情况和种植牙目前的健康状况，而后者医生只能通过临床仔细检查才能得出结论。因为种植牙和天然牙有着巨大的差异，天然牙有着健全牙神经及“牙髓牙本质复合体”，当外界对牙齿造成损害能表现为敏感或疼痛等不适的主观感受，从而起到提醒和保护作用。但种植牙没有牙神经，也没有“牙髓牙本质复合体”，对外界已经造成的或正在遭受的轻微乃至中度的损害无法通过相应机制传递给患者本人，这就导致了等患者自己感受出种植牙的不适时，往往已经发生了很严重问题。如此一来，延误了病情不说，也可能就错过了最佳治疗时机。这需要种了牙的朋友引起足够的重视。

说了这么多，种植牙的维护究竟有哪些内容呢？这些东西重要么？维护包括了种植牙的主人每天的自我口腔卫生维护，包括正确认真刷牙，甚至需要使用牙线或冲牙器辅助清洁。另一方面需要定期找医生检查种植牙的咬合、邻接、种植体周围牙龈组织以及种植体周围骨组织的健康情况。举个例子，如果患者口腔卫生不佳，会导致种植体周围炎，从而引起种植体周围的骨吸收，种植牙与牙槽骨紧密结合才能行使功能，一旦种植体周围的骨遭到大面积的破坏，种植牙也就松动脱落了。维护良好的口腔卫生的重要性可见一斑。实际上，对于长远的使用来说，任何一个小的方面没有维护好，假以时日，都是种植牙后期失败的重大风险因素。可以这么说，通常情况下你的种植牙的使用寿命取决于你后期的维护是否到位，除非你选择了一个不过关的医生来给你做种植。

众所周知，汽车在开了一定的里程后就需要检查保养一下，确保车况良好以投入新的征程，这和种植牙在某种程度上类似。最后我想说的是，种一颗牙可能只要半个小时，但维护一颗牙需要一辈子！

重返年轻的秘密——无牙颌种植修复

2015 年，第四次全国口腔流行病学调查结果显示，全国 55~64 岁年龄组无牙颌率平均为 1.1%，65~74 岁年龄组无牙颌率为 4.5%。根据 2015 年全国各年龄段人口总数报告，在这两个年龄段中，我国有接近 600 万无牙颌人群；同时现有还存在庞大的重度牙周病患者人群，他们也是潜在的无牙颌制造者。

无牙颌的患者全口牙齿缺失，仅余留牙槽骨以及上面覆盖的牙龈，根本无法行使基本的咀嚼功能，在不佩戴假牙的情况下只能靠直接吞咽一些流质或者半流质食物。长此以往，极大地增加了胃肠道的负担，造成消化系统功能紊乱，并且也会影响营养物质的吸收，长此以往则导致营养摄入不良。同时，无牙颌也会带来外观容貌的巨大变化，表现为干瘪的衰老面容，生活质量、幸福指数大幅度下滑，获得感极低。

传统无牙颌的修复完全依赖于全口活动义齿。全口靠义齿基托与无牙颌黏膜组织紧密贴合及边缘封闭产生的吸附力和大气压力，使义齿吸附在上下颌牙槽嵴上，恢复患者的缺损组织

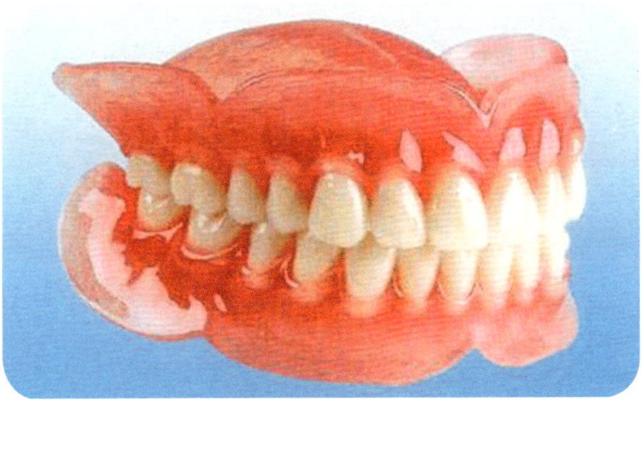

和面部外观，恢复咀嚼和发音功能。它需要义齿基托覆盖下的黏骨膜和骨组织承担义齿的咬合压力。因此，在一些牙槽骨萎缩比较严重的情况下，全口义齿经常出现在咀嚼、吞咽或者说话时松脱的情况，或者常表现为咀嚼时有压痛。平常还需要每天拿下来清洗，并且会引起患者比较强的异物感。这些都让无牙颌患者对全口活动义齿越来越失去信心。

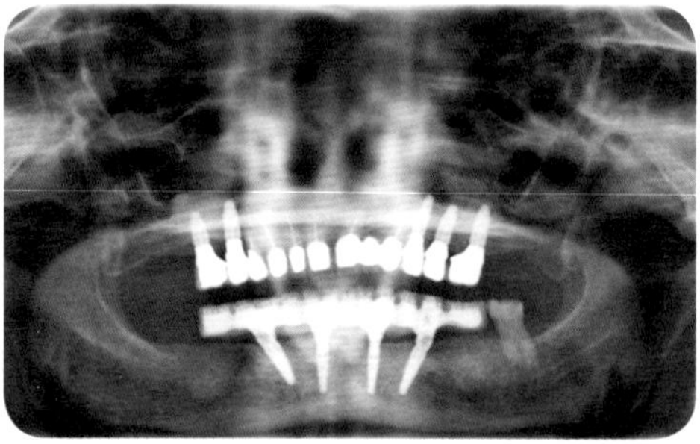

伴随着种植牙的出现，这一状况得到了极大的改善。通过在上下颌骨内植入多枚人工种植体，再在其上制作固定或者活动义齿，实现无牙颌的种植修复，从而避免传统全口活动义齿的诸多弊端。

无牙颌的种植修复可以实现种植体支持固定义齿修复或者覆盖义齿修复两种方式。对一些牙槽骨条件相对较好的无牙颌，会尽量考虑种植体支持固定义齿修复。常规植入 4~10 颗种植体来支持上部的固定假牙，提供了良好的固位、稳定和支持作用，增强了假牙的咀嚼效率，提高了无牙颌患者使用假牙的满意度。目前，国外最早的一例种植体支持固定义齿修复良好地行使功能超过了 40 年。但同时，这也会存在治疗费用较高的问题。

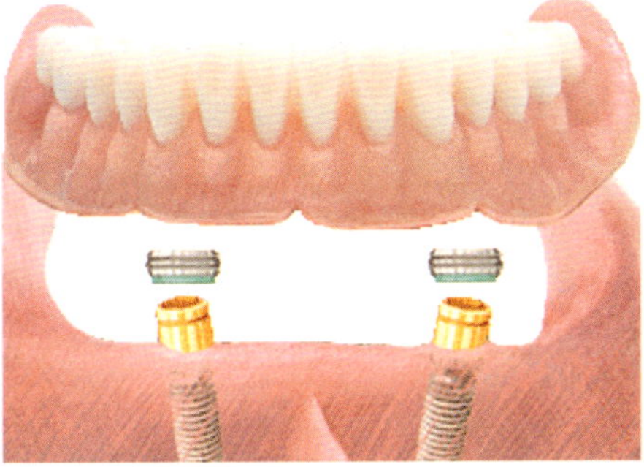

对于牙槽嵴低平或呈刃状牙槽嵴的无牙颌，则可以考虑种植体支持覆盖义齿修复。它可以提供为假牙足够的固位力，一般来说下颌两枚种植体，上颌四枚种植体就可以做不同形式的种植覆盖义齿，这种方法不如全口种植支持固定义齿舒适，但费用相对较低，除了提供良好的固位力，也可以对面部和唇部起到一定的支撑，缓解因缺牙和骨吸收造成的面部塌陷，改善面容。

总之，现有的口腔种植技术手段能为无牙颌患者提供一个效果确切的治疗方案，极大地改善患者的生活质量，提升获得感。

口腔健康
从“齿”开始

中国有句广告词“牙好胃口就好，吃嘛嘛香，身体倍棒！”随着生活水平的提高，人们对口腔卫生越来越关注。为了让读者从增长知识到理解接受，再到付诸实践，对改变人民群众口腔健康状况起到积极的促进作用，我们特意编写了这本书。

本书涵盖儿童期、青少年期、中老年期等各类口腔健康科普知识，也是我们结合自己多年临床工作经验之作。希望能向公众传播口腔健康的知识和理念，帮助公众建立口腔健康意识，掌握口腔健康防病治病方法，培养公众养成科学、健康的口腔卫生习惯。